DE LA NATURE

AF340154

ET

DU TRAITEMENT DE LA MALADIE DITE

HYDROCÉPHALE-AIGUË.

LIBRAIRIE DE J.-B. BAILLIÈRE.

BILLARD. Traité des maladies des enfans nouveau-nés et à la mamelle, fondé sur de nouvelles observations cliniques et d'anatomie pathologique faites à l'hôpital des Enfans-Trouvés de Paris; dans le service de M. Baron; *Paris*, 1828, 1fort vol. in-8........ 8 f.

BILLARD. Atlas d'anatomie pathologique pour servir à l'histoire des maladies des enfans; *Paris*, 1828, in-4., de dix planches, avec un texte explicatif. Les planches, exécutées sur les dessins de l'auteur, ont été gravées, imprimées en couleur et retouchées au pinceau avec soin par M. DUMENIL...................... 10 f.

BOIVIN (Mad.). Mémoire sur les hémorrhagies internes de l'utérus, qui a remporté le prix au concours de la société de médecine de Paris. *Paris*, 1819, in-8······························ 3 f. 50.

— Recherches sur une des causes les plus fréquentes et la moins connue de l'avortement, suivies d'un Mémoire sur l'intro-pelvimètre, ou mensurateur interne du bassin. *Paris*, 1828, in-8. fig. 4 f.

BOUILLAUD (J.). Traité clinique et physiologique de l'encéphalite, ou Inflammation du cerveau et de ses suites, telles que le ramollissement, la suppuration, les abcès, les tubercules, le squirrhe, le cancer, etc. *Paris*, 1825, in-8······················ 6 f.

— Traité clinique et expérimental des fièvres prétendues essentielles. *Paris*, 1826, in-8···························· 7 f.

CARAULT. Nouveau guide des mères qui veulent nourrir, ou préceptes sur l'éducation de la première enfance. *Paris*, 1828, in-18. 2 f. 50.

CASSAN. Recherches anatomiques et physiologiques sur les cas d'utérus double et de superfétation. *Paris*, 1826. in-8. planch. 2 f. 50.

— Traité de la coqueluche, ouvrage couronné par la Société médico-pratique de Paris. *Paris*, 1824, in-8.............. 2 f. 50.

DESRUELLES. Traité théorique et pratique du Croup, d'après les principes de la doctrine physiologique, précédé de Réflexions sur l'organisation des enfans; deuxième édition, entièrement refondue. *Paris*, 1824, in-8·························· 5 f. 50.

GUILBERT. Considérations pratiques sur certaines affections de l'utérus, en particulier sur la phlegmasie chronique, avec engorgement du col de cet organe, et sur les avantages de l'application immédiate des sangsues méthodiquement employées dans cette maladie. *Paris*, 1826, in-8. fig.·················· 2 f 50.

HUFELAND. Traité de la maladie scrophuleuse, ouvrage couronné par l'Académie impériale des curieux de la nature; trad. de l'allem. sur la cinquième édition de 1819, et accompagné de notes. par *J. B. Bousquet*, D. M., suivi d'un Mémoire sur les scrophules; par M. le baron *Larrey*, avec 2 pl. *Paris*, 1821, in-8, br... 6 f.

LACHAPELLE (madame). Pratique des Accouchemens, ou Mémoires et observations choisies sur les points les plus importans de cet art; publié par M. Ant. Dugès. *Paris*, 1821-1825, 3 vol. in-8. 20 f.

— Les tomes 2 et 3 séparément, 2 vol. in-8.·············· 13 f.

VELPEAU (A. A.). Traité élémentaire de l'Art des accouchemens, ou Principes de tokologie et d'embryologie. *Paris*, 1829, 2 vol. in-8. 12 f.

VOISIN (F.). Des causes morales et physiques des maladies mentales et de quelques autres affections nerveuses, telles que l'hystérie, la nymphomanie et le satyriasis. *Paris*, 1826, in-8········· 7 f.

IMPRIMERIE DE C. THUAU,
Rue du Cloître Saint-Benoît, n. 4.

DE LA NATURE

ET

DU TRAITEMENT

DE LA MALADIE DITE

HYDROCÉPHALE-AIGUË.

(MÉNINGO-CÉPHALITE DES ENFANS.)

PAR D. CHARPENTIER,

Docteur en médecine de la Faculté de Paris,
médecin de l'hôpital civil de Valenciennes, membre correspondant de l'Académie
royale de Médecine, de la Société de Médecine de Paris, de la Société médicale
d'émulation de la même ville, de celle des Sciences naturelles et médicales
de Bruxelles, et d'autres Sociétés savantes nationales et étrangères.

. . . . . Nihil egregius , quàm res secernere apertas
A dubiis, animus quas ab se protinus addit.
T. Lucretii Cari *(de Rerum Natura).* Lib. IV, 469.

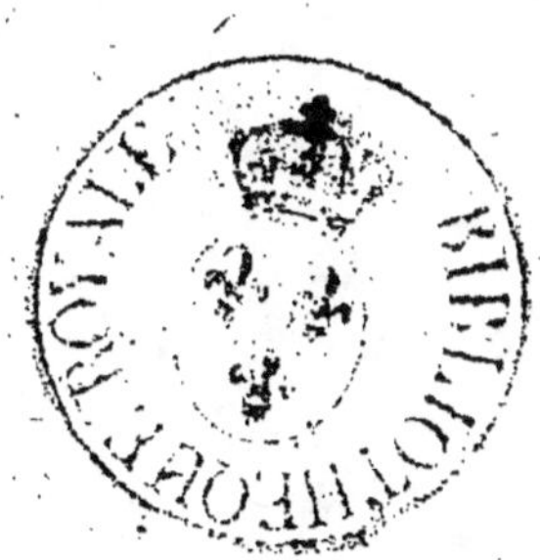

Paris.

J.-B. BAILLIÈRE,

LIBRAIRE DE L'ACADÉMIE ROYALE DE MÉDECINE,
ET DU COLLÉGE ROYAL DES CHIRURGIENS DE LONDRES,
Rue de l'École-de-Médecine, n° 13 *bis.*

LONDRES, MÊME MAISON, 3 BEDFORD STREET, BEDFORD SQUARE.

A BRUXELLES, AU DÉPÔT DE LA LIBRAIRIE MÉDICALE FRANÇAISE.

1829.

PRÉFACE.

L'ÉTUDE des maladies du cerveau n'est sortie que depuis peu du domaine de l'imagination ; nous n'avions guère, en effet, de connaissances positives sur les affections de cet important viscère, avant l'heureuse révolution qui vient d'élever la médecine au rang des sciences exactes ; mais, depuis cette mémorable époque, la doctrine de l'irritation, les recherches plus approfondies d'anatomie pathologique, et une plus juste appréciation des lésions matérielles des organes, ont fait faire à la pathologie du cerveau, des progrès qu'on ne peut contester. On a acquis des notions plus étendues sur l'influence qu'exerce sympathiquement dans l'état de maladie cet organe sur les autres et sur celle qu'il en reçoit, surtout de ceux qui président à la digestion ; son inflammation, dont l'existence était révoquée en doute, a été constatée, et l'on a connu les désordres fonctionnels qui se lient à différens degrés de cet état morbide; la phlegmasie chronique de ses membranes, qui avait jusqu'alors si peu fixé l'attention, a été reconnue comme la cause la plus fréquente de l'aliénation mentale, sur laquelle la nature semblait avoir jeté un voile impénétrable à notre intelligence; enfin, l'examen de ses lésions physiques et des symptômes particuliers qu'elles déterminent d'après le siége qu'elles occupent ont, avec les expériences directes faites sur les animaux, mis hors de doute l'idée fondamentale du système de Gall sur la pluralité des organes encéphaliques, découverte si féconde en vérités utiles pour la physiologie, la médecine et la saine philosophie.

Cependant, quels que soient ces progrès, la pathologie du cerveau n'en est pas moins restée la partie la moins avancée de la science de l'homme malade; car, tandis que la nouvelle doctrine, rayant du cadre nosologique ces entités morbides consacrées sous le nom de *fièvre* par les siècles et l'autorité des grands noms, a jeté la plus vive lumière sur les affections de l'abdomen; tandis que l'auscultation médiate a porté le diagnostic des affections de la poitrine au plus haut degré de certitude qu'il puisse atteindre, nous sommes restés dans l'ignorance touchant la nature, le siége et le traitement d'un assez grand nombre de maladies de l'appareil cérébral.

En effet, savons-nous si l'irritation qui constitue l'épilepsie est étendue à tout le cerveau, ou si elle n'en occupe qu'une partie? si celle qui détermine l'hystérie est de même nature, s'il n'y a de différence entre ces affections que dans le degré, la partie de l'encéphale qu'elles occupent et l'influence des organes de la génération sur ce viscère? Sommes-nous plus éclairés sur la cause prochaine de l'hydrophobie? réside-t-elle tout entière dans l'inflammation du prolongement rachidien, et, dans ce cas, cette inflammation ne reçoit-elle pas un caractère particulier de la cause qui l'a fait naître (1)?

(1) Tout porte à croire que l'inflammation n'est pas une, que dans un grand nombre de cas, elle a un génie particulier que lui imprime la cause qui la détermine, ce que me paraissent prouver les caractères propres des phlegmasies dues aux virus, aux poisons miasmatiques ou dépendantes des constitutions atmosphériques.

sommes-nous bien plus instruits sur la cause déterminante de la chorée, du *raptus* hémorrha-
gique de l'apoplexie? enfin, est-on même bien
assuré de l'existence de l'hydrocéphale aiguë
considérée comme maladie essentielle?

Quelque profonde que soit l'obscurité qui
règne encore sur ces points de la science, nous
ne devons cependant pas désespérer de la dissiper. Les connaissances acquises depuis peu d'années sur les maladies du cerveau, nous mettent
dans la voie pour en acquérir de nouvelles. Con-
tinuons donc à l'observer avec cet esprit tout
positif qui fuit les abstractions, recherche les
faits, et reste dans un doute philosophique sur
ce qu'il ne lui est pas donné de connaître; et
soyons persuadés que nous arracherons encore
quelques secrets à ce mystérieux organe.

Parmi les maladies que nous venons d'énumérer, et sur la nature desquelles règne encore
tant d'incertitude, il n'en est aucune bien certainement dont il importe plus de connaître la
cause et le traitement que l'hydrocéphale aiguë :
tant cette affection est fréquente, et sa terminaison souvent funeste! Aussi, de combien d'écrits

n'est-elle pas devenue le sujet! Regardée d'abord presque généralement comme une hydropisie indépendante de lésion organique, on l'attribua ensuite à une fièvre particulière, puis à une inflammation du cerveau, puis à celle de ses membranes; sans qu'aucune de ces opinions, qui se partagent encore aujourd'hui le monde médical, ait fait diminuer le nombre des victimes de cette maladie.

Appelé par des circonstances particulières, en 1824, à Paris, je profitai du long séjour que je fus obligé d'y faire pour rechercher la cause de l'hydrocéphale aiguë; je l'étudiai plus particulièrement à l'hôpital des Enfans, qui offre un champ si vaste à l'observation de cette affection, et bientôt je pus me convaincre que de toutes les opinions émises sur sa nature, aucune n'était rigoureusement exacte; toutefois, ce n'eût pas été pour moi un motif d'en publier une que je crois plus vraie, si, chose plus essentielle, je n'avais pu en même temps indiquer un traitement dont l'efficacité me paraît démontrée, et que faisait désirer le peu de succès de ceux préconisés jusqu'à ce jour.

L'ouvrage que nous publions est donc divisé
en deux parties distinctes, l'une consacrée aux
recherches sur la nature de la maladie et l'autre
à son traitement. Pour traiter la première, nous
nous sommes surtout éclairés de l'anatomie pathologique, de cette science à laquelle la médecine doit presque tous ses progrès, mais dont
nous ne nous sommes pas exagérés les avantages,
convaincus que dans bien des cas elle reste muette
quand on l'interroge sur les causes de la mort,
ce que nous avons prouvé par l'examen des cadavres et par des expériences faites sur les animaux,
consignés dans un Mémoire couronné en 1828
par la Société médicale d'émulation de Paris.

Avant d'établir notre jugement sur la nature
de l'hydrocéphale aiguë, nous avons dû examiner
ner les opinions les plus généralement admises
sur cette affection; nous nous sommes plus particulièrement occupés de celle qui l'attribue à
l'inflammation des méninges, par cela même
qu'elle est la plus vraie et qu'elle ne manque
d'exactitude que parce qu'elle est trop exclusive :
ne faisant jouer au cerveau qu'un rôle secondaire,
erreur dans laquelle il était peut-être difficile de

ne pas tomber d'après l'ouvrage de M. Lallemand
sur l'inflammation de l'encéphale.

En effet, cet auteur, considérant le ramollissement du cerveau comme le terme ordinaire de
son inflammation, n'a donné comme caractéristique de l'encéphalite que le très-petit nombre de
symptômes que détermine cette perte de consistance de la substance cérébrale, produit d'une
phlegmasie lente et souvent peu étendue, et paraît avoir méconnu plusieurs nuances de l'inflammation aiguë dont il rapporte tous les symptômes
à l'arachnoïdite qui en effet les produit, parce
que cette phlegmasie ne peut avoir lieu sans re-
tentir sur le cerveau, mais qui peuvent exister
sans elle, par l'irritation idiopathique de cet organe, comme nous le démontrerons par les faits
et le raisonnement.

On voit déjà, sans doute, que notre but a été
de faire ressortir la part active que prend le cerveau dans la maladie qui nous occupe; telle a été,
en effet, notre intention, parce que l'examen des
causes prédisposantes et occasionelles, la nature
des symptômes, et les altérations presque con-
stantes dont il est le siége, nous ont démontré

qu'il était l'organe principalement affecté ; ce que nous admettons encore, même dans les cas assez rares où il ne présente pas de lésion organique ; parce que l'observation nous a prouvé que l'irritation de ce viscère, souvent alors consécutive d'une gastro-entérite , peut déterminer tous les phénomènes caractéristiques de l'hydrocéphale aiguë , sans passer à l'état d'inflammation , c'est-à-dire, sans devenir sensible aux sens ; ce que nous avions déjà démontré dans un Mémoire couronné en 1825 par la Société de médecine de Bordeaux , et ce que nous démontrerons mieux encore dans cet ouvrage.

Ce n'est pas seulement parce que nous avons rayé du tableau des maladies l'hydrocéphale aiguë, regardée comme indépendante de toute lésion organique, et que nous avons attribué cette affection à une inflammation combinée du cerveau et des méninges sans siége déterminé, bien qu'elle ait lieu le plus souvent à la base de cet organe, que notre ouvrage se distingue de ceux publiés jusqu'à ce jour ; on y trouvera encore des considérations neuves sur le délire , sur l'influence sympathique qu'exercent les organes digestifs sur l'appareil cérébral, influence puissante qu'on ignorait avant la nouvelle doctrine, mais que depuis on a exagérée ; enfin on en trouvera sur les modifications que l'âge détermine dans la vitalité des organes, modifications tellement sensibles, que méconnues, on a fait des maladies distinctes d'un même état morbide , selon qu'on le considérait aux différentes époques de la vie.

Mais la partie de notre travail que nous regardons comme la plus importante est celle qui a rapport au traitement, et cependant nous ne préconisons aucun moyen nouveau ; mais par la manière dont nous employons ceux qui peuvent agir efficacement , et les soins que nous mettons à rejeter ceux qui sont inutiles ou nuisibles, nous en avons fait une méthode curative nouvelle : du moins je ne sache pas qu'on en ait conseillé l'emploi ainsi que nous, et l'expérience nous a prouvé que la terminaison heureuse ou funeste de la maladie dépend le plus souvent de la manière de les mettre en usage; c'est ce que démontreront d'ailleurs les faits assez nombreux que nous rapportons, sur l'authenticité desquels on ne peut élever aucun doute, et qui, j'espère, donneront la certitude qu'on, peut dans la très-grande majorité des càs, guérir cette maladie, que plusieurs auteurs ont regardée comme absolument au-dessus des ressources de l'art, et dont le nom seul suffit encore pour jeter l'effroi dans les familles.

DE LA NATURE

ET

DU TRAITEMENT DE LA MALADIE DITE

HYDROCÉPHALE-AIGUË;

PREMIÈRE PARTIE.

—

DE LA NATURE DE LA MALADIE DITE HYDROCÉPHALE

AIGUE.

Quoiqu'on ne puisse dire que l'hydropisie aiguë du cerveau ait été entièrement méconnue des anciens, il est certain qu'on ne trouve dans aucun de leurs ouvrages des notions bien précises sur cette maladie, qu'ils confondaient presque toujours avec l'hydrocéphale chronique. Ce n'est véritablement que dans le siècle dernier où l'on commença à s'éclairer du flambeau de l'anatomie pathologique dans la recherche de la nature des maladies, que celle qui fait le sujet de ce travail fixa l'attention des médecins; aussi n'a-t-elle pas, autant que la plupart des affections depuis long-temps connues, varié de cause au gré des systèmes qui firent vingt fois changer la face de la science; et elle a même cela de particulier que toutes les idées émises sur son essence ont entre elles des rapports qu'on chercherait vainement dans l'étude des autres affections.

On peut, en effet, réduire à deux toutes les opinions publiées sur la cause prochaine de cette maladie; dans l'une, on la fait essentiellement dépendre de l'épanchement de sérosité dans les ventricules cérébraux, et dans l'autre, on l'attribue à l'inflammation, siégeant exclusivement, selon les uns, dans les membranes du cerveau, et selon les autres, dans la substance même de cet organe. Or, comme ces différens sentimens sur la nature de l'hydrocéphale-aiguë se partagent encore aujourd'hui le monde médical, nous croyons devoir soumettre chacun d'eux à un examen particulier, d'autant plus qu'il nous conduira à la connaissance de la cause de cette affection. Voyons d'abord si on peut la considérer comme une hydropisie essentielle, telle que le comporte la valeur de ce mot.

Il était bien naturel que les observateurs qui

cherchèrent dans l'état des organes que la vie avait abandonnés, la cause de l'hydrocéphale aiguë, la vissent tout entière dans l'épanchément de sérosité que présentent assez souvent, dans ces cas, les ventricules du cerveau. C'était, en effet, l'accident qui devait le plus les frapper, à cette époque où l'anatomie pathologique était si mal cultivée, et les effets de l'inflammation si peu connus.

C'est en Angleterre que cette opinion, sur la cause prochaine de cette affection, prit naissance ; elle y fut surtout accréditée par un ouvrage que Robert Whytt publia, en 1768, sur cette maladie, qu'il considère comme essentiellement dépendante de l'augmentation d'action des vaisseaux exhalans ; de là, elle ne tarda pas à se répandre, et acquit une nouvelle force par la publication d'un Mémoire que le docteur Odier, de Genève, présenta, en 1779, à la Société royale de médecine de Paris, dans lequel l'auteur rapporte, comme l'avait fait Whytt, tous les phénomènes caractéristiques de la maladie, à l'épanchement de sérosité dans les ventricules du cerveau. Depuis, Pinel, en classant cette affection dans les hydropisies, reproduisit cette opinion, et l'influence qu'exerçait à cette époque ce célèbre nosographe contribua beaucoup à la propager en France ; aussi fut-elle admise par M. Itard, auteur de l'article

Hydrocéphale aiguë du Dictionnaire des sciences médicales.

Cependant quelques années après, les principes de la nouvelle doctrine médicale, commençant à se répandre, on comprit mieux l'importance des désordres matériels des organes, et l'inflammation du cerveau et de ses membranes, qui jusqu'alors avait été ou méconnue ou considérée comme une simple complication de l'épanchement ventriculaire, en fut, au contraire, regardée comme la cause, du moins par un grand nombre de médecins instruits des progrès récens de l'anatomie pathologique ; car quelques-uns admirent encore des hydropisies aiguës du cerveau, indépendantes de toutes lésions organiques, tandis que d'autres restèrent dans le doute sur leur existence.

Tel est encore aujourd'hui l'état de la science au sujet de l'hydrocéphale aiguë : rejetée par les uns comme maladie essentielle, elle est encore admise par les autres, qui comptent parmi eux, comme nous le verrons des hommes doués du meilleur esprit d'observation ; c'est pourquoi j'ai pensé devoir examiner avec quelque étendue la question de l'existence de cette affection, d'autant plus que je ne considère l'épanchement, qu'on observe assez souvent, il est vrai, dans les ventricules, que comme un épiphénomène beaucoup moins important que ne le pensent généralement ceux-là même qui ne le regardent que comme un résultat de la maladie.

On entend communément par *hydrocéphale aiguë* ou *hydropisie aiguë du cerveau*, l'accumulation de sérosité dans les ventricules de cet organe, due, soit à l'augmentation morbide de l'exhalation de la membrane séreuse qui tapisse ces cavités, soit au défaut d'action des vaisseaux absorbans et indépendante de toute lésion organique.

Cette manière d'envisager la maladie, conforme aux idées reçues sur les fonctions des prétendus vaisseaux absorbans et exhalans, produits de l'imagination créatrice de Bichat, est contraire à ce que démontrent les faits et le raisonnement.

En effet, deux causes seules paraissent pouvoir déterminer les hydropisies : l'une est l'obstacle apporté à la circulation des vaisseaux veineux, artériels et lymphatiques, mais principalement des premiers ; l'autre, qui est la plus fréquente, est l'inflammation même de la membrane séreuse dans les cavités desquelles la sérosité s'accumule ; et, comme nous le verrons, l'hydropisie du cerveau est due tantôt à l'une, tantôt à l'autre de ces causes, qui agissent aussi parfois simultanément pour la produire.

Quant à l'hydropisie essentielle, c'est-à-dire occasionée par la simple augmentation d'exha-

lation des membranes séreuses, sans lésions organiques, je ne la crois pas possible, parce que
la plus simple excitation de ces membranes fait
affluer le sang dans leur tissu, et en détermine
l'inflammation ; c'est ce que m'a prouvé un grand
nombre d'expériences que j'ai faites sur les animaux vivans, dans le but de rechercher si l'inflammation de ces membranes pouvait se dissiper
après la mort sans laisser de traces de son existence, et chose fort importante à dire, c'est
que je les ai toujours vues se pénétrer de sang
quand elles devenaient le siége d'une exhalation
sensible à la vue, par l'effet, soit du simple contact de l'air, soit de tout autre corps étranger.

En ne reconnaissant à l'hydropisie d'autre cause
inhérente aux membranes séreuses que leur inflammation ou leur congestion sanguine, je sais
que je me trouve en opposition avec la plupart
des esprits imbus des écrits de Bichat ; mais la
théorie que ce grand homme a donnée de l'hydropisie purement dépendante de l'action aug-
mentée ou diminuée de ses vaisseaux absorbans
ou exhalans, ne peut plus être admise après les
travaux de MM. Fodera et Magendie, qui nous ont
prouvé que tout se réduit, dans les membranes
séreuses, à de simples phénomènes d'exsudation
et d'imbibition ; et les recherches d'anatomie pathologiques faites par M. Bouillaud sont venues
sanctionner les expériences physiologiques, en

démontrant qu'un grand nombre d'hydropisies, qu'on considérait comme essentielles par l'absence de lésions organiques qui en rendissent compte, dépendaient d'obstacles physiques survenus au cours du sang dans les gros vaisseaux.

C'est d'après ces faits que je pense que l'ascite reconnaît toujours pour cause ou l'inflammation de la membrane séreuse qui tapisse la cavité de l'abdomen, ou des obstacles apportés à la circulation, soit dans les gros vaisseaux eux-mêmes, et le plus souvent par l'effet de l'inflammation de leur membrane interne, soit par des lésions organiques des viscères abdominaux ; que l'hydrothorax, l'hydropéricarde, dépendent toujours ou de la pleurite, ou de la péricardite, ou des lésions du cœur et des gros vaisseaux qui en partent, et que des causes de cette nature président constamment aux épanchemens de sérosité qui s'opèrent dans les ventricules cérébraux.

Au reste, l'anatomie pathologique pouvant seule résoudre la question, consultons-la ; et d'abord écoutons ce que dit à ce sujet M. Guersent, dont personne, je pense, ne récusera l'autorité en pareille matière, et dont le témoignage a d'autant plus de valeur, que cet excellent observateur admet encore des hydrocéphales aiguës indépendantes de toute lésion organique : « Je possède, dit-il, plusieurs observations d'hydrocéphale aiguë sans aucune trace de méningite

ni d'encéphalite ; mais j'avoue que, maintenant
que je porte une attention plus scrupuleuse dans
les recherches d'anatomie pathologique, je ne
retrouve presque jamais d'hydrocéphale aiguë
sans des lésions organiques des méninges ou du
cerveau, et je suis très porté à croire que la
plupart de mes premières observations sur cette
maladie sont imparfaites ou incomplètes, parce
que l'examen des méninges dans toutes les anfractuosités n'avait pas toujours été fait avec
soin (1). »

Après un pareil aveu, à quoi sert de nous
dire que M. Guersent a vu plusieurs fois à la
suite de la scarlatine un collapsus se manifester
subitement, une amaurose complète avoir lieu,
puis ces accidens disparaître sans laisser de traces
par l'emploi méthodique des excitans de la
peau et des dérivatifs sur les extrémités inférieures ; et rapporter quelques faits semblables
pour prouver la possibilité de l'hydropisie ventriculaire indépendante de toute lésion organique, surtout quand le succès des moyens de
traitement employés ne prouve rien en faveur de
l'existence de l'épanchement, et que les individus sujets de ces observations n'étant pas morts,
on n'a pu s'assurer, ni de l'absence de toute inflammation dans le cerveau ou de ses mem-

(1) Dictionnaire de médecine, art. Hydrocéphale aiguë.

branes, ni de l'existence de l'hydropisie des ventricules, que-les symptômes observés, c'est-à-
dire le collapsus et l'amaurose, n'annonçaient
pas plus d'une manière certaine, que tous les
autres phénomènes morbides qu'on nous a donnés comme caractéristiques de cet accident, qui
ne se décèle, comme nous le verrons bientôt,
par aucuns symptômes pathognomoniques.

Sans doute il n'était pas rare, il y a à peine dix
ans, de voir des hydrocéphales aiguës essentielles, soit parce que l'on ne poussait pas assez
loin l'examen des cadavres, soit parce que les lésions qu'on observait étaient considérées comme
les effets et non comme la cause de l'épanchement, soit enfin, parce que, dans l'esprit de
celui qui les remarquait, ne paraissant pas pouvoir rendre raison de la maladie, on n'en tenait
aucun compte; mais il est certain que ces hydropisies ventriculaires sans aucune altération de
tissu ne se rencontrent plus aujourd'hui, que les
recherches d'anatomie pathologique sont faites
avec plus de soin, et qu'on sait donner aux altérations organiques la valeur qu'elles méritent.
J'ai vu moi-même un grand nombre d'ouvertures d'enfans morts de la maladie qui nous occupe, et je n'ai pas observé une seule fois un
épanchement un peu considérable sans lésion
du cerveau ou de ses annexes. J'ai cherché si
depuis dix ans que l'anatomie pathologique est

mieux cultivée, on avait observé des faits qui militassent contre notre opinion, et je n'en ai trouvé qu'un, publié par M. Bricheteau, qui lui soit, en apparence, contraire. Nous allons le rapporter pour en discuter ensuite la valeur.

PREMIÈRE OBSERVATION.

Six ans : faible constitution, intelligence précoce. — Céphalalgie, dilatation des pupilles, assoupissement, renversement de la tête en arrière, mouvemens irréguliers du globe de l'œil, convulsions, rétraction de l'un des bras, tandis que l'autre est paralysé, abolition des facultés intellectuelles, coma, mort. — *Autopsie cadavérique :* épanchement considérable de sérosité dans les ventricules.

« Ouvrier, enfant de six ans, d'une faible constitution, cheveux blonds et teint pâle, avait beaucoup d'intelligence pour son âge ; sa tête était volumineuse, sa santé habituellement précaire. Cet enfant était indisposé depuis deux ou trois jours, et se plaignait de mal de tête. Lorsque je fus appelé pour le voir, le 15 février dernier, il avait la peau chaude, le pouls fréquent, les pupilles dilatées, la tête pesante et douloureuse. Je lui fis de suite appliquer huit sangsues au cou ; elles se remplirent promptement de sang, et leurs piqûres saignèrent abondamment toute la journée. Le 16, il y eut dans la matinée un soulagement momentané, mais un redoublement le soir avec une dilatation notable des pupilles. Le 17, huit nouvelles sangsues furent appliquées au cou ; on y joignit deux grains de calomel administré à l'intérieur. L'enfant perdit beaucoup de sang pendant toute la nuit, et le sel mercuriel détermina plusieurs évacuations alvines. Le 18, la céphalalgie parut diminuée, mais la dilatation de la pupille resta la même, ainsi que la fréquence du pouls. Les facultés intellectuelles étaient d'ailleurs intactes ; on continua le calomel en augmentant la dose.

« Le 19, l'état du malade est le même : il montre beaucoup de mauvaise humeur, et de l'aversion pour sa mère qu'il ne peut souffrir auprès de lui. Même traitement ; le calomel est porté à quatre grains.

« Le 20, le petit malade est mieux ; mais j'augure mal de ce que la pupille reste toujours dilatée.

« Le 21, l'amélioration se soutient, et quoique la chaleur et la fièvre soient assez fortes, l'enfant ne demande jamais à boire ; cette absence de la soif dure depuis le commencement de la maladie.

« Le 23, le malade se plaint de nouveau de la tête. La fréquence du pouls redouble, et la pupille s'élargit de plus en plus ; deux grains de calomel toutes les trois heures ; potion avec la teinture de digitale, le nitre, et le sirop des cinq racines apéritives ; vésicatoire à la nuque. -

« Le 25, il se manifeste de l'assoupissement par intervalles ; on irrite le vésicatoire, et l'on porte le calomel jusqu'à dix grains dans la journée ; ce sel ne produit, contre l'ordinaire, aucune évacuation alvine.

« Le 26, l'état du malade empire sensiblement ; l'assoupissement augmente, il survient plusieurs exacerbations dans le courant du jour, la tête est renversée en arrière, l'un des bras est par moment raide et contracté, les yeux sont livrés à quelques mouvemens irréguliers, l'enfant répond néanmoins aux questions qu'on lui fait (sinapismes aux pieds, glace sur la tête, lavemens de deux onces de quinquina dans une livre d'eau en décoction, quelques cuillerées d'un vin généreux).

« Le 27, la nuit précédente a été des plus orageuses ; il y a des mouvemens convulsifs, on observe une rétraction dans un bras, tandis que l'autre est paralysé ; les deux pupilles sont très-dilatées, celle du côté gauche est encore mobile à l'aspect d'une bougie allumée, tandis que la droite est tout-à-fait immobile. La cornée est recouverte d'une couche glaireuse ; coma, abolition des facultés intellectuelles. On continue les lavemens de quinquina, les synapismes et le vin.

« La nuit du 27 au 28 se passe dans une alterna-

tive de coma profond et d'exacerbation, souvent
accompagnés de mouvemens convulsifs : l'enfant
meurt à huit heures du matin. »

« AUTOPSIE CADAVÉRIQUE. — Je fis l'ouverture avec M. Clemanceau, agent du quatrième
dispensaire. Je crus pouvoir lui assurer que nous
trouverions un épanchement considérable de
sérosité dans les ventricules du cerveau, sans
traces d'inflammation, attendu que les facultés
intellectuelles avaient été intactes jusqu'au dernier jour de la vie.

« Le crâne était volumineux, les os durs et
compactes ; le diamètre antéro-postérieur de la
tête avait au moins cinq pouces et demi, et sa
circonférence seize pouces. La calotte du crâne
ayant été enlevée au moyen de la scie, sans léser
le cerveau ni produire de commotion, nous trou-
vâmes la surface extérieure du cerveau très-
bombée et légèrement injectée ; la portion d'a-
rachnoïde qui la recouvrait était transparente et
sans lésion de tissu. Le corps calleux faisait saillie
entre les deux lobes cérébraux, et sa surface
convexe suffisait pour faire préjuger qu'il y avait
beaucoup de sérosité épanchée dans les ventricules latéraux ; ils étaient, en effet, remplis d'un
liquide séreux et limpide qui les avait distendus ;
leurs parois étaient d'ailleurs d'une blancheur
éclatante, et la membrane qui les recouvrait
n'était aucunement perceptible à l'œil. Les autres

ventricules, ainsi que la base du crâne, contenaient également beaucoup de sérosité. Le cerveau et le cervelet, coupés par tranches minces, n'offrirent d'autre altération qu'une très-légère injection, semblable à celle que nous avions rencontrée à la partie supérieure.

« Les intestins parurent dans l'état naturel ; il n'y avait à leur surface interne ni injection, ni épaississement, ni ulcération ; seulement ils contenaient en divers endroits une sorte de liquide épais et verdâtre, ressemblant à des épinards délayés dans l'eau. La poitrine n'ayant offert aucune lésion pendant la vie, ne fut point ouverte. »

Examinons maintenant si l'on doit voir dans cette affection une hydrocéphale aiguë essentielle, par conséquent indépendante de toute lésion physique.

Nous rechercherons d'abord si l'on peut rattacher les phénomènes pathologiques aux causes prochaines de la maladie, c'est-à-dire, à ce qui la constitue, selon M. Bricheteau et ceux qui en reconnaissent encore l'existence : ainsi donc, peut-on attribuer à l'épanchement des ventricules ou à l'état morbide de l'arachnoïde ventriculaire qui a déterminé l'épanchement, la céphalalgie, l'un des premiers symptômes qui aient paru ? Il est certain que non ; car il n'a pas pu être produit par l'épanchement, puisqu'il n'existait pas encore, et la simple augmentation d'action des vaisseaux

exhalans de l'arachnoïde ventriculaire, ou le dé
faut d'action des absorbans de cette membrane,
sans inflammation, seules causes qui pourraient
faire de cette affection une maladie essentielle,
d'après les idées reçues, ne l'expliquent pas
mieux, vu que l'observation clinique et les expériences démontrent que l'inflammation seule
développe de la sensibilité dans les membranes
séreuses. Ces considérations s'appliquent mieux
encore à la fièvre qui s'est également déclarée dès
le début de la maladie. M. Bricheteau, lui-même,
convient de l'impossibilité où il se trouve d'en
expliquer la cause, se contentant seulement de
dire qu'il est quelquefois prudent de n'expliquer
rien, et que d'ailleurs la fièvre et la chaleur sont
aussi intenses dans les affections qui ne sont pas
de nature inflammatoire (1). J'admets volontiers
avec lui qu'il est souvent fort sage de s'en tenir
à l'observation des faits sans chercher vainement
à les expliquer ; mais ce n'est pas ici le cas ; car
il me paraît facile de s'en rendre raison. En effet,
il y avait un organe enflammé chez le sujet de
cette observation, comme il y en a toujours chez
tous ceux en proie à la fièvre ; ici, c'était le cerveau qui en était le siége, ce que prouve l'état

(1) Nous doutons très-fort que M. Bricheteau admette
encore aujourd'hui à la fièvre d'autre cause que l'inflammation.

d'injection dans lequel il était encore à l'ouverture du cadavre, injection légère, il est vrai, mais
étendue à toute la masse encéphalique et qui probablement était plus prononcée pendant la vie ;
d'ailleurs, les recherches d'anatomie pathologique
qui ont été faites laissent beaucoup à désirer :
ainsi, l'on ne nous dit pas dans quel état se trouvait l'arachnoïde à la base, siége si fréquent, dans
ces cas, de traces d'inflammation, surtout le long
des scissures de Sylvius, au pourtour de l'entrecroisement des nerfs optiques et dans le foramen
de Bichat, où les membranes sont souvent si
épaissies qu'elles compriment les veines qu'elles
renferment, et deviennent par là une cause fréquente de l'hydropisie des ventricules ; on nous
laisse également ignorer si la pie-mère, qui s'enfonce dans les anfranctuosités du cerveau, était
ou non dans l'état normal ; c'était bien aussi le
cas d'ouvrir les sinus de la dure-mère : peut-être
y aurait-on trouvé la cause de l'épanchement des
ventricules, si elle ne résidait pas dans l'état morbide des méninges de la base. Dans un cas à
peu près semblable, j'ai vu le sinus longitudinal
supérieur en partie rempli par un caillot de sang,
et l'on sait qu'un médecin allemand, dont le nom
m'échappe, a cru pouvoir rapporter, bien à tort
sans doute, la plupart des épanchemens, à de
pareils accidens ; les recherches de M. Bouillaud

sur les hydropisies ne sont pas moins favorables à cette opinion.

Ni l'état des organes après la mort, ni les phénomènes morbides observés pendant la vie, ne peuvent faire considérer cette maladie comme non-inflammatoire. Le défaut de délire ne pouvait nullement autoriser M. Bricheteau à assurer, comme il l'a fait, qu'on ne trouverait point d'inflammation ; c'est ce que nous prouverons bientôt; qu'il consulte au reste les faits nombreux consignés dans l'ouvrage de MM. Parent et Martinet sur l'arachnoïdite, et il n'en trouvera pas un seul où le délire soit constaté chez des individus de l'âge de celui qui fait le sujet de son observation, quelle que soit l'intensité de l'inflammation des méninges.

D'après ces considérations, je pense qu'on ne doit voir dans le fait rapporté par M. Bricheteau qu'une encéphalite, à laquelle se joignait peut-être une inflammation des méninges de la base, compliquée d'épanchement des ventricules lequel avait été causé par quelque obstacle à la circulation.

Je viens de rapporter le seul fait que je connaisse qui puisse m'être opposé, et je pense en avoir assez dit pour élever au moins des doutes sur son existence comme hydropisie essentielle, même dans l'esprit le plus prévenu en faveur de cette affection , et cependant je n'ai pas encore fait valoir toutes les raisons qui lui ôtent le caractère avec lequel on l'a présenté : je n'ai pas encore dit que cet épanchement des ventricules dans lequel on voit toute la maladie, n'est qu'un phénomène bien moins important qu'on le pense, qui ne donne à cette affection aucune physionomie spéciale, ne lui imprime aucune marche particulière, et ne détermine même aucun symptôme qui lui soient propres et à l'aide desquels on puisse le reconnaître d'une manière certaine. Je sais que je suis ici en opposition avec la plupart des praticiens, qui, en effet, attribuent à l'épanchement ventriculaire l'assoupissement, le symptôme le plus caractéristique de cette affection, la dilatation des pupilles et quelques accidens secondaires tels que l'insensibilité de la rétine, la fixité des yeux, l'opacité de la cornée, etc ; mais il me paraît certain que bien que ces sympômes coïncident fréquemment avec l'épanchement, bien qu'ils puissent en être l'effet, ils peuvent en être aussi tout-à-fait indépendans ; c'est ce que démontrent, quoiqu'en dise M. Brachet, les faits nombreux où l'on ne trouve pas d'épanchement, et qui présentent cependant les phénomènes que nous venons d'énumérer ; nous en rapporterons plusieurs. L'auteur que nous venons de citer pense que, dans ces cas, le liquide épanché a été absorbé après la mort ; mais, c'est une supposition gra-

tuite ; car aucun fait positif ne prouve que l'ab-
sorption s'exécute encore après que la vie a
cessé : c'est aussi ce que démontre le raisonnement : en effet, si ce phénomène est purement
vital, il doit cesser avec la vie ; si, comme le
pensent avec plus de raison M. Fodera et d'autres
physiologistes, c'est un simple phénomène d'imbibition, on ne conçoit pas pourquoi, étant soumis
aux lois physiques, il s'y trouverait soustrait dans
des cas et pas dans d'autres, quoiqu'ils fussent
semblables. Tout porte donc à croire qu'il n'existait pas d'épanchement au moment de la mort,
quand les ventricules se trouvent vides à l'ouverture des cadavres ; mais, bien mieux encore que les
raisonnemens et les faits pathologiques, les expériences prouvent que l'assoupissement peut être
tout-à-fait indépendant, non-seulement d'épanchement d'un fluide quelconque dans le cerveau,
mais même de toute congestion de cet organe.
J'ai vu des chiens rester pendant quatre, sept et
huit jours dans un profond assoupissement déterminé par la morphine et l'acétate de morphine,
sans offrir à l'ouverture du corps, faite immédiatement après la mort, ni épanchement, ni injection, ni aucune lésion physique de l'encéphale,
qui pût rendre compte de ce phénomène morbide (1). D'un autre côté, j'ai observé deux fois à

(1) J'ai consigné ces expériences dans le Mémoire déjà

l'hôpital des Enfans, à Paris (service de M. Guersent), la dilatation extraordinaire des ventricules
par de la sérosité qui s'y était accumulée depuis
cinq ou six semaines, à dater de l'apparition des
premiers symptômes cérébraux, chez des enfans
qui n'avaient point été un seul instant assoupis, et
avaient conservé toute leur intelligence jusqu'à
la mort. MM. Parent et Martinet ont consigné un
fait semblable dans la quatre-vingt-dix-septième
observation de leur ouvrage sur l'inflammation
de l'arachnoïde, et l'on en trouvera un nouvel
exemple dans la vingtième observation que nous
rapporterons. Malgré ces faits, et l'opinion émise
par M. Serres, d'après les expériences qu'il a
faites, que les symptômes de l'apoplexie ne sont
pas produits par l'épanchement : expériences
que MM. Magendie et Tollart ont répétées, et
dont ils ont obtenu des résultats opposés, je suis
bien persuadé que, dans un grand nombre de cas,
l'assoupissement est déterminé par la compression du cerveau, due à l'accumulation de sérosité
dans les cavités de l'arachnoïde ; mais je ne suis
pas moins convaincu que ce phénomène pathologique peut avoir lieu sans cause appréciable à
nos sens, par des modifications qui s'opèrent
dans la vitalité du cerveau, et dont la nature nous

cité, couronné par la Société médicale d'émulation de
Paris.

est aussi inconnue que celle qui fait passer cet organe de l'état de veille à celui de sommeil.

Après l'assoupissement, la dilatation des pupilles est le symptôme qu'on regarde comme le plus caractéristique de l'hydropisie des ventricules cérébraux ; ce qui paraît militer surtout en faveur de cette idée, c'est que ce phénomène n'a lieu ordinairement qu'à une époque où l'on présume que l'épanchement se forme ; mais, moins encore que l'assoupissement, la dilatation des pupilles me paraît dépendre de l'accumulation de sérosité dans les cavités de l'arachnoïde : c'est ce que les faits démontrent. Dans un tableau de trente cas de dilatation des pupilles, mis en parallèle avec les épanchemens cérébraux qu'on trouve dans l'ouvrage de MM. Parent et Martinet, on en trouve onze avec un épanchement dans les deux ventricules, deux avec un épanchement dans un seul ventricule, quatre sans hydropisie ventriculaire, mais avec épanchement à la surface des hémisphères et à la base du cerveau, un sans hydropisie des ventricules, mais avec épanchement sur un seul hémisphère ; enfin, sur huit qui ont présenté la dilatation d'une seule pupille, quatre avaient un épanchement dans les deux ventricules, et le cinquième un épanchement dans le ventricule opposé à l'œil dont la pupille était dilatée ; et sur huit on n'a pu trouver le plus léger épanchement : d'où il résulte que chez plus d'un tiers des sujets de ces observations, la dilatation des pupilles ne peut être expliquée par l'hydropisie des ventricules. On trouve le même résultat dans les faits que M. Senn a consignés dans ses recherches sur la méningite des enfans, qui n'est autre que la maladie dont nous nous occupons ; et sur vingt-sept observations de cette affection que je possède, parmi lesquelles la dilatation des pupilles se trouve vingt-une fois, cinq s'observent sans épanchement, deux avec un épanchement si léger qu'il mérite à peine d'être noté, et deux autres avec épanchement de sérosité à la base, les ventricules étant vides. On voit donc que la dilatation des pupilles n'est pas essentiellement dépendante de la compression des nerfs oculaires ; et de ce fait irrécusable on peut tirer cette conséquence que rien ne prouve que ce symptôme soit causé par de l'épanchement quand ces phénomènes coexistent, et qu'on ne peut trouver dans ces cas qu'une simple coïncidence d'accidens.

Les considérations dans lesquelles nous venons d'entrer s'appliquent également à l'insensibilité de la rétine qu'on n'observe guère que dans les cas de dilatation extrême des pupilles.

Quant à l'opacité de la cornée, M. Senn la regarde comme le seul symptôme caractéristique de l'épanchement ; cependant la sixième observation qu'il rapporte prouve que ce phénomène morbide n'en est pas absolument dépendant, puisqu'il existait, bien que les ventricules fussent vides. Sur les douze observations consignées dans son ouvrage, il ne s'en trouve que quatre qui présentent l'opacité des cornées, conjointement avec l'épanchement ; or, quelle conséquence peut-on tirer d'un si petit nombre de faits, surtout quand on réfléchit que cette coïncidence est naturelle, puisque l'épanchement s'observe dans les huit dixièmes des cas. Pour moi, je pense que l'opacité de la cornée tient à la même cause qui fait perdre ordinairement à l'œil son éclat quand la vie s'éteint ; ce qui le prouve, c'est qu'on observe également ce symptôme à la fin des maladies auxquelles le cerveau reste étranger.

L'assoupissement, la dilatation et l'insensibilité des pupilles, le regard fixe, l'opacité des cornées, soit qu'ils existent séparément ou simultanément, ne me paraissent donc pas annoncer d'une manière certaine l'hydropisie des ventricules ; un assoupissement profond, porté jusqu'au coma, augmente seulement la probabilité de son existence.

Nous allons, au reste, rapporter quelques observations qui prouveront, jusqu'à la dernière évidence, ce que nous avons dit jusqu'à présent.

DEUXIÈME OBSERVATION.

Cinq ans : céphalalgie, vomissemens, cris aigus, assoupissement, irrégularité de la respiration, dilatation considérable des pupilles, renversement de la tête en
arrière, strabisme, bouche tirée à gauche, semi-paralysie de la paupière supérieure, convulsions, déglutition
difficile, puis impossible; mort le 12ᵉ jour. *Autopsie
cadavérique:* traces d'inflammation du cerveau et des
méninges ; *point d'épanchement.*

Adèle, âgée de cinq ans, ayant assez d'embonpoint, et la tête bien conformée, fut amenée à l'hôpital des Enfans (service de M. Guersent), le 19 juillet 1824. Elle était malade depuis
huit jours, pendant lesquels elle s'était plainte de
la tête, et avait éprouvé de fréquens vomissemens.
Au moment de son entrée à l'hôpital elle était
sans connaissance et dans un assez profond assoupissement. *Dix sangsues* lui furent appliquées sur l'épigastre.

Le 20, assoupissement, cris aigus, respiration très-irrégulière, digestion impossible, dents
fuligineuses, pouls fréquent (126 pulsations),
langue sèche, pupilles dilatées, tête portée en
arrière, nulle réponse aux questions qu'on lui
adresse, abdomen sensible à la pression, constipation. *Sinapismes aux pieds, hydromel,
émulsion, saignée de la jugulaire de huit onces.*

Après la saignée on obtient quelques réponses

aux questions qu'on lui fait ; la face pâlit, le pouls baisse de force, mais conserve sa fréquence ; le ventre reste douloureux ; cependant la langue s'humecte et la petite malade paraît plus calme. Dans l'après-midi, *dix sangsues* appliquées sur le ventre diminuent sa sensibilité ; pendant la nuit l'enfant est assez tranquille.

Le 21, peau chaude, pouls fréquent, yeux à démi ouverts, pupilles fortement dilatées, oscillantes, strabisme à gauche, assoupissement, nulle réponse ; ventre souple, insensible à la pression ; langue humide, bouche tirée à gauche, paupière gauche plus baissée que la droite ; dents toujours fuligineuses, mâchonnement, déglutition moins difficile que la veille. *Dix sangsues derrière les oreilles, émulsion, cataplasmes sur le bas-ventre.* Le soir, légers mouvemens convulsifs de la face et des membres supérieurs qui augmentent dans la nuit.

Le 22, fuliginosité des dents, yeux à demi fermés, œil gauche terne, pupille très-dilatée à droite, tandis qu'elle l'est peu à gauche : toutes deux agitées de mouvemens oscillatoires ; yeux roulans dans les orbites, chaleur naturelle de la peau, pouls fréquent, assez développé, langue humide, sans rougeur, convulsions quand on veut la faire boire, contractions et soubresauts des tendons des muscles des bras, tête fortement renversée en arrière et à gauche avec raideur, respiration abdominale, irrégulière ; *vésicatoire aux jambes, sinapismes aux pieds*. Dans l'après-midi la petite malade est de nouveau en proie à des mouvemens convulsifs ; la respiration devient de plus en plus stertoreuse, et la mort arrive le lendemain à huit heures du matin.

AUTOPSIE CADAVÉRIQUE, vingt-cinq heures après la mort.

Appareil sensitif interne. — L'arachnoïde de la convexité est sèche et présente des points de suppuration, surtout dans les parties moyennes et supérieures du lobe gauche, principalement le long des gros vaisseaux : on observe aussi sur l'hémisphère droit quelques-unes de ces traces d'inflammation ; la substance cérébrale est très-ferme ; il n'existe pas de sérosité dans les ventricules ; l'arachnoïde, vers la scissure gauche de Sylvius, est injectée et épaissie dans l'étendue d'un pouce environ, et adhère là à la substance du cerveau, qui est, dans cet endroit, un peu ramollie ; vers la couche des nerfs optiques, cette membrane a également contracté d'intimes adhérences avec le cerveau qui présente, dans cette partie, deux petits tubercules jaunâtres et ramollis dans leur milieu ; les plexus choroïdes n'offrent rien de particulier ; on remarque un peu d'exsudation séreuse vers la couche des nerfs optiques.

La moelle épinière et ses membranes sont dans l'état naturel.

Appareil respiratoire. — Membrane muqueuse des bronches fortement injectée; adhérence filamenteuse et ancienne de la plèvre costale du côté droit; ganglions bronchiques développés; en arrière les deux poumons, mais surtout le droit, sont farcis de tubercules granulés; partout ils sont crépitans.

Appareil digestif. —La membrane muqueuse est détruite dans une assez grande étendue vers la petite courbure; à gauche le corps muqueux est ramolli et se laisse facilement enlever; arborisation vers le pylore et le duodénum; valvule iléo-cœcale injectée, ainsi que le cœcum; un petit tubercule se trouve au commencement du colon; plaques violacées, avec destruction de la muqueuse, formant une ligne d'un pouce d'étendue dans le colon transverse; le reste du gros intestin est sain; deux petites ulcérations dans la vessie, avec un peu d'injection.

On trouve dans cette observation les symptômes qu'on regarde comme les plus dépendans de l'hydropisie des ventricules; assoupissement prolongé, dilatation considérable des pupilles, opacité de la cornée, et cependant les ventricules étaient vides.

Il n'existait rien non plus dans l'hémisphère droit qui expliquât pourquoi la bouche était tirée à gauche, pourquoi la paupière gauche était à demi paralysée, et la cornée de ce côté devenue opaque quand la droite conservait son éclat.

N'ayant point vu l'enfant au début de la maladie, il me serait difficile de dire par laquelle des deux inflammations gastro-intestinale et encéphalique la scène pathologique a commencé; mais ce qui est certain, c'est qu'elles ont marché indépendantes l'une de l'autre, car la première a été calmée par le traitement antiphlogistique, puisque la langue de sèche, et rouge qu'elle était, a repris son état naturel, que le ventre est devenu moins douloureux, et que l'état de l'estomac, à l'ouverture du cadavre, indiquait assez que son inflammation s'était dissipée en grande partie avant la mort; tandis que la phlegmasie cérébrale n'avait pas cessé de parcourir sa marche, se calmant seulement un instant après la saignée de la jugulaire. Nous prenons acte ici de ce fait pour la solution d'une question fort importante que nous aurons occasion de traiter par la suite.

TROISIÈME OBSERVATION.

Onze ans : symptômes gastriques, fièvre forte, douleur
    abdominale, céphalalgie, convulsions des muscles de
    l'œil, yeux sensibles à la lumière, plaintes continuelles,
    délire, dilatation des pupilles, regard fixe, strabisme,
    tête renversée en arrière, paralysie du sentiment et du
    mouvement d'un bras ; mort le 10ᵉ jour. *Autopsie ca-
    davérique :* congestion cérébrale, ramollissement du
    corps calleux, du septum lucidum, et de la voûte à
    trois piliers, *point d'épanchement.*

Suzanne Drouet, âgée de onze ans, d'un tempérament lymphatico-nerveux, entra à l'hôpital
des Enfans, le 18 mars 1824. Elle était malade
depuis quatre ou cinq jours, toussant et souffrant
de la gorge.

Le 19, peau chaude, pouls fréquent (120
pulsations), langue gonflée, rougeâtre sur ses
bords, couverte à sa base d'un léger enduit blanchâtre ; pas de rougeur au pharynx. Ventre douloureux à la pression dans toute son étendue ;
léger épistaxis dans la nuit précédente ; abattement, air de souffrance, insomnie, vomissemens bilieux. *Presc. : oxymel, pédiluve, diète.*
Le soir, fièvre forte ; vomissemens qui continuent dans la nuit.

Le 20, léger épistaxis dans la matinée ; pouls
fréquent, vibrant ; peau chaude, moite ; facies

exprimant la souffrance; abattement; douleurs rapportées à la tête et au ventre; langue gonflée, rouge. *Oxymel; saignée de trois palettes.* Le sang tiré est fort riche, mais sans couenne. Le soir, exacerbation; vive douleur à l'épigastre; céphalalgie; anxiété. *Quinze sangsues sur l'é- pigastre.* Le sang coule beaucoup après la chute des sangsues, et à neuf heures la fièvre est diminuée.

Le 21, vomissemens bilieux peu abondans; pouls fréquent (116 pulsations), vibrant; cépha- lalgie et douleur du ventre; langue jaunâtre à sa base et rouge sur ses bords; mouvemens des yeux en haut; constipation.

L'état de la langue, qui ne paraît pas en rap- port avec l'état de l'estomac, fait penser que la maladie principale a son siége dans les méninges et l'encéphale, et que les vomissemens et la dou- leur épigastrique ne sont que sympathiques. On prescrit *six sangsues derrière chaque oreille, de la glace sur la tête et un lavement miellé.* Dans l'après-midi, abattement, réponses lentes; *deux applications de glace sur la tête; sinapismes aux pieds.* Nuit tranquille.

Le 22, peau chaude, sèche, pouls très-fré- quent (130 pulsations); langue pâle, humide, un peu gonflée; céphalalgie, yeux sensibles à la lumière; douleurs rapportées au ventre et à la tête. *Affusion d'eau à 15°.*

Après l'affusion qui dura trois minutes, le pouls était à 140 pulsations; à cinq heures de l'après-midi, *deuxième affusion à 22° de trois minutes;* même accélération dans le pouls qu'après la première affusion; dans la nuit, délire; plainte continuelle.

Le 23, perte de connaissance; regard fixe, léger strabisme de l'œil droit porté en dedans; rétraction plus forte des muscles de la face du côté gauche que du côté opposé; pupille droite plus dilatée et moins sensible; pouls à 112 pulsations, assez développé; peau chaude et sèche; constipation. *Oxymel; seize sangsues derrière les oreilles; affusion d'eau à 15°.*

L'affusion a duré trois minutes sans amener de changement notable, sinon l'accélération du pouls, qui retombe une heure après à 90 pulsations; peau naturelle; raideur de l'avant-bras droit légèrement fléchi sur le bras.

Dans l'après-midi, les piqûres de sangsues fournissent encore du sang; on n'observe plus de raideur dans l'avant-bras; à quatre heures de l'après-midi, le pouls est faible à 100 pulsations. La malade boit et paraît avoir un peu plus de connaissance. *Large vésicatoire sur le sommet de la tête.* Mouvement très-faible du bras gauche; le soir tête fortement renversée en arrière; hoquet pendant la nuit.

Le 24, respiration râlante; pouls à 132 pulsations ; paralysie complète du sentiment et du mouvement du bras droit. *Sinapismes ; frictions avec l'éther acétique.* Mort à midi.

Autopsie cadavérique, faite le 26 au matin.

Habitude extérieure. — Embonpoint peu marqué.

Appareil cérébro-spinal. — Arachnoïde cérébrale sèche ; vaisseaux gorgés de sang ; circonvolutions légèrement déprimées ; substance cérébrale consistante, piquetée de sang ; quelques gouttes seulement de sérosité dans les ventricules ; ramollissement de la partie postérieure de la voûte et du corps calleux. Le ramollissement est des plus évidens, et contraste avec la consistance des parties environnantes : il est d'ailleurs sans changement de couleur. Point de sérosité à la base du cerveau ; nulle trace d'inflammation à l'arachnoïde de la base ; le cervelet et la moelle épinière ne présentent aucune altération ; l'arachnoïde spinale ne renferme pas une seule goutte de sérosité.

Appareil respiratoire. — La membrane muqueuse des bronches est légèrement injectée ; plèvres saines ; quelques points hépatisés en rouge, mais peu étendus dans le lobe inférieur du poumon droit ; tout le reste est sain.

Appareil digestif. — La membrane muqueuse

de l'œsophage est blanché, celle de l'estomac est pâle, non ramollie ; les intestins grêles contiennent des matières liquides, jaunâtres ; quelques-unes de ses valvules sont légèrement injectées ; on y trouve aussi quelques plaques de Brunner rougeâtres ; la muqueuse de la valvule est injectée ; celle du gros intestin est dans l'état naturel ; quelques ganglions mésentériques sont rouges et un peu développés.

Nous voyons encore dans cette observation les symptômes regardés comme caractéristiques de l'hydropisie des ventricules sans qu'il y ait d'épanchement ; de plus, dans ces cas, comme dans l'observation précédente, nous trouvons quelques accidens que n'explique pas non plus l'état du cerveau ; je veux parler de la paralysie du sentiment et du mouvement du bras droit, et de la demi-paralysie qui frappait le même côté de la face ; car le ramollissement du corps calleux, du *septum lucidum* et de la voûte à trois piliers n'en rend pas raison. Rien de plus fréquent, en effet, que de voir la destruction de ces parties sans paralysie, ce qui démontre qu'elles ne président à aucun mouvement, comme l'a prouvé M. Lallemand dans ses recherches d'anatomie pathologiques sur l'encéphale.

L'observation que nous venons de rapporter a montré combien le diagnostic de la maladie dont nous traitons est par fois difficile. Les symptômes primitifs paraissent indiquer une gastro-entérite, et l'on dirige tous les moyens de traitement contre cette affection : tout-à-coup les symptômes cérébraux éclatent, et l'on croit que les phénomènes morbides qu'on regardait comme dépendans de l'inflammation gastro-intestinale ne sont que sympathiques de la souffrance du cerveau, ce qu'a semblé justifier l'ouverture du cadavre, puisque l'estomac et les intestins se sont présentés dans l'état naturel. Cependant, quoique je sache bien que l'irritation du cerveau détermine très-fréquemment, par sympathie, des symptômes gastriques, tels surtout que des vomissemens dans lesquels on voit encore malheureusement des médecins trouver l'indication à l'emploi des vomitifs, il me paraît certain que la rougeur de la langue, la soif vive, les douleurs éveillées par la pression de l'abdomen et surtout de l'épigastre, n'étaient occasionées que par une gastro-entérite, qui ne s'est pas retrouvée à l'ouverture du cadavre, parce qu'elle avait été dissipée par le traitement énergique qu'on avait dirigé contre elle.

Quoi qu'il en soit, ce fait prouve combien on doit surveiller l'état du cerveau chez les enfans atteints de phlegmasie intestinale, et quel empressement on doit mettre à combattre l'inflammation encéphalique aussitôt qu'elle se déclare, sans perdre de temps à rechercher si elle

est primitive ou consécutive à une autre phlegmasie, puisqu'elle s'en rend si facilement indépendante.

QUATRIÈME OBSERVATION.

Deux ans et demi : suppression d'une ophthalmie palpébrale suppurante, assoupissement, perte de connaissance, convulsions, cris aigus, dilatation des pupilles,
 mâchonnement, trismus, demi opacité des cornées;
 mort. — *Autopsie cadavérique :* arachnitis; infiltration
 de pus dans le tissu cellulaire sous arachnoidien très-
 épaissi, adhérant intimement à la substance cérébrale
 qui est ramollie, réduite en bouillie surtout à gauche et
 en arrière; corps calleux ramolli dans ce point, *ventricules vides;* double pneumonie; appareil digestif parfaitement sain.

Julie Millet, âgée de deux ans et demi, fut
amenée à l'hôpital des Enfans, le 15 janvier
1824. La petite malade paraissait d'une faible
constitution, et portait depuis quelque temps
une teigne squammeuse et une ophthalmie palpébrale depuis un mois environ. Une suppuration assez abondante s'écoulait de ses yeux; les
paupières étaient tuméfiées, et la sensibilité de
la conjonctive assez vive pour ne pouvoir supporter l'impression de la lumière. Une petite
éruption rouge existait sur les pommettes et au-
dessous des yeux; elle paraissait être produite

4

par le contact de la suppuration qui s'écoulait
des paupières. Il y avait peu de fièvre ; la langue
était humide et rose, les fonctions digestives en
bon état. *Prescription : six sangsues derrière
les oreilles ; lait bouilli.* A la suite de l'application des sangsues, l'écoulement diminua sensiblement, et les paupières parurent moins tuméfiées.

Le 19 janvier, on fit frotter le derrière des
oreilles avec un peu de pommade épispastique ;
en outre des bains de pieds furent donnés, et les
yeux soigneusement lavés avec un collyre adoucissant.

Le 28, les yeux paraissent en meilleur état.
Dans la journée la malade est triste, ne demande
pas à se lever ni à manger comme à son ordinaire ; elle reste dans son lit dans un état de somnolence.

Le 29, assoupissement, perte de connaissance, abattement, face pâle (l'écoulement des
yeux et celui des oreilles, suscité par la pommade
épispastique, sont tout-à-fait arrêtés) ; *vésicatoire au bras gauche, oxymel, pédiluves.*

Dans l'après-midi la petite malade est agitée :
elle éprouve des mouvemens convulsifs : les mâchoires sont fortement rapprochées, la tête renversée en arrière, le bras droit se meut brusquement, par secousses qui se succèdent rapidement.
L'enfant d'ailleurs ne paraît pas sensible, ni s'a-

percevoir de ce qui se passe autour d'elle ; le
pouls est petit, misérable ; *sinapismes aux pieds;
application d'eau froide sur la tête.* Les convulsions ne tardent pas à cesser, à quatre heures
la face est colorée, le pouls plus développé ;
une petite quantité d'écume couvre ses lèvres ;
la peau est plus chaude, toujours insensible; le
bras droit paraît paralysé; *deux sangsues derrière chaque oreille.* Nuit assez tranquille.

Le 30, la petite malade se plaint, parle, crie,
lorsqu'on la remue ; elle est dans un état d'agitation qui se continue toute la journée et la nuit
qui lui succède ; les mouvemens ont reparu
ainsi que la sensibilité ; le pouls est fréquent
(128 pulsations), peu développé ; le lendemain
matin l'enfant est dans le même état, mais dans
l'après-midi elle est prise de mouvemens convulsifs très-violens dans le bras droit et la mâchoire. *Trois sangsues* posées derrière les oreilles, des sinapismes aux pieds et des applications de glace sur la tête n'empêchent pas les
convulsions de se prolonger presque toute la
nuit.

Le 1ᵉʳ. février, cris perçans, regard hébété,
dilatation des pupilles, tête inclinée à droite et
retombant plus facilement de côté; peu de sensibilité de la peau, surtout à gauche et aux extrémités inférieures ; pouls faible (120 pulsations),
mâchonnement, agitation continuelle des yeux,

perte de la vue ; *vésicatoire à la nuque.* Le soir, même état : la peau des extrémités paraît entièrement insensible : on la pince fortement sans exciter aucune marque de souffrance : tandis que le moindre mouvement qu'on veut faire exécuter fait jeter des cris aigus.

Le 2, les cornées sont à demi opaques, ramollies et comme affaissées ; d'ailleurs, même état que la veille. Mort sans convulsions dans la nuit.

AUTOPSIE CADAVÉRIQUE, faite le 4 février.

Habitude extérieure. — Pas de raideur cadavérique, embonpoint ordinaire ; teigne squammeuse, occupant un bon tiers du cuir chevelu.

Appareil sensitif interne. — L'arachnoïde est humide, le tissu sous-arachonïdien qui recouvre le tiers postérieur des hémisphères sur le côté de la ligne médiane, infiltré de pus concret. Dans ce point, les membranes sont épaissies, adhérentes à la substance corticale ramollie qu'elles entraînent avec elles ; dans les circonvolutions la pie-mère est recouverte de pus et forme une espèce de noyau d'une consistance remarquble, presque lardacée, de deux lignes d'épaisseur ; les substances corticale et médullaire qui l'environnent sont réduites en une bouillie rougeâtre : ce ramollissement est surtout prononcé à gauche où il s'étend jusqu'au corps calleux et à la paroi supérieure du ventricule. Les membranes sont rougeâtres, sans infiltration de sérosité dans tout le reste de leur étendue : friables aux environs des désordres décrits ci-dessus, elles conservent leur solidité ordinaire vers la base du crâne, où l'on trouve une très-petite quantité de sérosité. La voûte à trois piliers, le septum lucidum, les couches optiques, les corps striés sont plus fermes que dans la plupart des cas, et assez fortement injectés ; la substance grise paraît rosée, les ventricules sont vides ; la protubérance cérébrale et le cervelet sont sains.

Appareil respiratoire. — La membrane muqueuse des bronches est saine ainsi que les plèvres ; les poumons sont dans les deux tiers inférieurs complètement hépatisés en rouge, laissant échapper à la pression quelques gouttes de mucus purulent.

Appareil digestif. — La membrane muqueuse de tout le conduit digestif est parfaitement saine, d'un blanc nacré dans l'œsophage, d'un blanc mat dans l'estomac et les intestins. Le foie présente des taches jaunâtres.

Nous n'avons pas observé chez ce malade un assoupissement bien profond ; mais l'opacité de la cornée, le seul symptôme que M. Senn regarde comme pathognomonique de l'hydropisie des ventricules, existait, et cependant les cavités de l'arachnoïde étaient vides.

Si nous n'avons présenté que des cas où les

ventricules étaient totalement vides de sérosité, c'est afin de mieux éloigner toute idée de rapport entre les phénomènes morbides et l'existence de ce fluide ; car à ces faits, auxquels on peut joindre ceux qui font le sujet de la dix-huitième et de la dix-neuvième observations, et de bien d'autres qui sont consignés dans les auteurs , qui sans le moindre épanchement ventriculaire n'en ont pas moins présenté tous les symptômes qu'on regarde comme caractéristiques de cet accident, à ces faits, dis-je, on peut ajouter tous ceux en si grand nombre où les ventricules contiennent une certaine quantité de sérosité , sans qu'on puisse davantage y rattacher ces symptômes , puisque, d'après les recherches de M. Magendie, ces cavités en renferment toujours un peu dans l'état naturel.

Maintenant, qu'on compare ces faits où la sérosité manque tout-à-fait dans les ventricules cérébraux, avec ceux qu'on trouvera plus loin, dans lesquels ce liquide se trouve accumulé en assez grande quantité dans ces cavités, et l'on ne verra entr'eux aucune différence. Qu'on ne pense pas cependant que j'aie fait ici un choix d'observations conformes à l'opinion que je soutiens, car je renverrai à d'autres auteurs qui en contiennent, qui me sont bien plus favorables que celles que j'ai présentées ; qu'on consulte, par exemple, la troisième et la trente-neuvième observations que

MM. Parent et Martinet ont consignées dans leur traité de l'inflammation de l'arachnoïde, et l'on y verra, avec un défaut complet de sérosité dans les ventricules, tous les symptômes qu'on donne comme caractéristiques de l'existence de ce fluide, surtout un état comateux prolongé que n'offrent pas les faits que nous avons rapportés.

Non, nous le répétons, l'hydropisie des ventricules ne constitue pas la maladie, elle n'en est qu'un effet, et un effet bien moins important qu'on ne pense, car il n'en modifie ni la marche ni les symptômes de manière à révéler sa présence ; et, comme nous le verrons, il ne peut même offrir aucune indication particulière pour le traitement. Qu'elle détermine, quand elle est très-prononcée, l'assoupissement, le coma, l'opacité de la cornée, cela est possible ; mais que peut-on en conclure quand tous ces phénomènes morbides s'observent également avec l'état de vacuité des cavités arachnoïdiennes ? C'est donc bien à tort qu'on a imposé le nom d'hydrocéphale aiguë à cette maladie, dénomination d'autant plus fâcheuse que, donnant une idée tout-à-fait fausse de la nature de cette affection, elle entraîne le praticien dans un traitement qui ne peut manquer, comme nous le verrons, de devenir funeste.

Ainsi que nous l'avons déjà dit, l'opinion que nous venons de combattre, quoiqu'encore assez généralement répandue parmi les médecins qui sont restés étrangers aux progrès récens de l'anatomie pathologique, ne compte plus qu'un très-petit nombre de partisans parmi ceux qui cultivent cette science, qui, pour la plupart, regardent cette maladie comme dépendante d'une inflammation que les uns placent dans le cerveau et les autres exclusivement dans les méninges, sans distinction de siége selon les uns, mais siégeant selon les autres spécialement à la base de cet organe. Examinons d'abord ce dernier sentiment sur la cause prochaine de cette maladie, à laquelle nous conserverons le nom d'hydrocéphale aiguë, jusqu'à ce que nous puissions le remplacer par une dénomination qui en indique d'une manière précise le siége et la nature.

La maladie dite hydrocéphale aiguë, doit-elle être exclusivement rapportée à l'inflammation des méninges?

Le professeur Baume, de Montpellier, est, je crois, le premier qui ait attribué cette maladie à la phogose de l'arachnoïde; mais il est facile de voir, par ce qu'il en dit, que cette opinion n'était basée chez lui que sur des idées bien confuses. « Je la suppose, dit-il, due à une affection inflammatoire et peut-être spasmodique de l'arachnoïde. La nature particulière de cette inflammation se rapproche de l'érithème et de l'erysipèle (1). »

(1) Annales de médecine de Montpellier, vol. i.

Mais c'est à Goëlis, médecin très-distingué de Vienne, qu'on doit la connaissance de la fréquence de l'inflammation de l'arachnoïde dans cette maladie ; il rapporte dans son ouvrage trente-deux observations dont les sujets ont été ouverts et qui ont tous présenté des traces d'arachnoïdite, surtout à la base.

Depuis, MM. Parent et Martinet, dans leur traité sur l'inflammation de l'arachnoïde, ont évidemment décrit, sous le titre d'arachnoïdite de la base, l'hydrocéphale aiguë des auteurs ; enfin, plus récemment, M. Senn, alors interne à l'hôpital des enfans, à Paris, a publié un mémoire dans lequel il rapporte également tous les phénomènes qu'on regarde comme caractéristiques de l'hydrocéphale aiguë à la phlegmasie des méninges, mais sans lui donner pour siége spécial la base du cerveau, quoique ce soit plus particulièrement vers cette partie que les traces d'inflammation de cette membrane se fassent remarquer.

Aux différences près dont nous venons de parler, on pourrait croire, d'après ces ouvrages, que la méningite constitue la maladie qui nous occupe, en ne considérant les lésions du cerveau que comme de simples complications ; mais ce serait une erreur grave. Nous regardons, au contraire, cet organe comme le siége spécial de la maladie, lors même que son affection n'est pas primitive : c'est ce que nous allons démontrer en considérant la nature des symptômes, la marche de la maladie, et l'examen même des organes que la vie a abandonnés.

L'un des phénomènes morbides les plus caractéristiques de l'hydrocéphale aiguë est sans contredit la *céphalalgie*. C'est par ce symptôme que la maladie débute le plus fréquemment ; or, dépend-il essentiellement de l'inflammation de l'arachnoïde ? C'est ce que pensent plusieurs auteurs, du moins quand la douleur est très-aiguë et qu'elle a son siége dans l'intérieur du crâne ; ils croient leur opinion fondée sur ce que les hémisphères cérébraux ne sont pas sensibles, que, soumis à l'action des agens chimiques et mécaniques, les animaux sujets des expériences ne donnent aucun signe de douleurs, tandis que c'est le propre des membranes séreuses d'être très-douloureuses quand elles sont enflammées : de plus, la céphalalgie paraît plus particulièrement résider à la surface du cerveau. Ces raisons sont très-spécieuses sans doute, mais on peut répondre que de ce que les hémisphères cérébraux sont insensibles à l'incision, à la cautérisation, il ne s'ensuit pas qu'ils le soient dans l'état pathologique, puisqu'à l'exception des ligamens articulaires, tous les tissus blancs peuvent être également impunément brûlés, dilacérés sans exciter de douleurs : tandis qu'une fois que l'inflammation s'en empare, ils deviennent, pour la plupart, le siége des plus vives souffrances. On peut encore objecter que, si les douleurs de tête se font plus particulièrement sentir à la surface du cerveau, bien des fois aussi elles paraissent siéger profondément dans cet organe : telles sont celles qui accompagnent les produits organiques anormaux, comme les tubercules, les cancers. La céphalalgie a toujours lieu aussi avec le ramollissement inflammatoire de la substance cérébrale, bien que très-souvent les méninges restent étrangères à cette altération ; enfin, les faits, bien plus que les raisonnemens prouvent, de la manière la plus péremptoire, la vérité de ce que nous annonçons ; nous en rapporterons deux dont nous avons été témoin, et qui, sous plusieurs rapports, offrent le plus grand intérêt.

Une femme, âgée de trente-sept ans, d'un tempérament nervoso-sanguin, entra, le 8 avril 1825, à l'hôpital de la Charité (service de M. Lerminier), avec des symptômes d'inflammation du larynx et des poumons : de plus, elle commençait à se plaindre de douleurs dans le côté gauche de la tête. Bientôt la céphalalgie s'accrut et prit un tel degré de gravité, que dès les premiers jours de mai elle ne laissait plus un instant de repos à la malade, qui exprimait ses souffrances par des cris violens. On avait vainement employé les saignées locales et générales, ainsi que les vésicatoires. Le 14 au soir, l'élève interne, en faisant

sa visite, trouve la malade sans connaissance ; elle
ne répond plus aux questions qu'on lui fait ; les
yeux sont fixes, les pupilles dilatées, immobiles,
et les paupières, à demi-paralysées, recouvrent en
partie le globe de l'œil ; la sensibilité de la peau
n'existe plus ; la malade agite encore le bras et la
jambe gauches, mais *les extrémités droites* sont
sans mouvemens; levées, elles retombent de leur
propre poids, ce qui n'a pas lieu de l'autre
côté. A la visite du 15, même état, qui s'aggrave dans la journée et se termine par la mort
à quatre heures du soir, vingt-deux à vingt-
quatre heures après l'invasion des symptômes
cérébraux. L'ouverture fut faite le 16 au matin ;
on s'attendait, comme on le pense bien, à trouver un épanchement sanguin dans l'hémisphère
gauche.

La dure-mère est saine, les sinus sont vides,
l'arachnoïde extérieure est humide, nullement
injectée, se laisse facilement déchirer, en un mot,
ne présente aucune altération. Nul épanchement
dans le tissu cellulaire sous-arachnoïdien qui est
dans l'état naturel ; la substance corticale est
saine, la substance médullaire est un peu plus
injectée que dans l'état naturel, et cette légère
injection est également répartie dans les deux
hémisphères. Les ventricules contiennent à peine
une cuillerée de sérosité limpide ; l'arachnoïde
de la base n'offre rien de particulier, et le cer-

velet est tout-à-fait exempt d'altération. La substance cérébrale a partout sa consistance ordinaire ; les recherches les mieux dirigées ne purent y faire découvrir ni épanchement ni ramollissement. Du reste, il y avait une ulcération dans le larynx ; la trachée et les bronches étaient enflammées, de même que les poumons qui étaient en partie passés à l'hépatisation rouge et grise, et qui offraient quelques cavernes. Il existait aussi une gastro-entérite assez intense qui était sans doute la suite de l'usage des liqueurs alcooliques auquel cette femme se livrait.

Cette observation, fort intéressante sous plusieurs rapports (1), prouve qu'une céphalalgie,

____

(1) Nous ferons particulièrement remarquer qu'aucune lésion organique, qu'aucun épanchement n'expliquait ici l'hémiplégie qui est survenue tout-à-coup, ce qui démontre que la paralysie peut avoir lieu sans cause appréciable aux sens. La perte du mouvement et du sentiment qui est survenue chez le sujet de la troisième observation est une nouvelle preuve de cette vérité, puisqu'il n'existait pas non plus chez lui de lésions qui en rendissent compte. Mais ce qui intéresse surtout dans le fait que nous venons de rapporter, c'est la mort qui a eu lieu bien évidemment par le cerveau, sans altération physique de cet organe. C'est par des faits semblables et d'autres plus concluans encore, puisqu'il n'existait aucune lésion quelconque, ainsi que par des expériences faites sur les animaux vivans, que nous avons prouvé, dans un Mémoire couronné par la Société médicale d'émulation de Paris, que la vie peut cesser sans lésion physique d'aucun organe ni tissu organique.

quelque violente qu'elle soit, peut ne pas dépendre de l'inflammation de l'arachnoïde. Le fait suivant, observé peu de temps après dans la même salle qu'occupait la malade dont nous venons de rapporter l'histoire, donnera une nouvelle preuve de la vérité de notre assertion.

Une fille d'une constitution lymphatique, âgée de vingt-deux ans, entra dans le mois de mars 1825, à la Charité, affectée de douleurs rhumatismales que l'on traita heureusement par les saignées et le tartre stibié. Peu de temps après, il survint des symptômes de pleurésie et de bronchite, et quelques phénomènes morbides, surtout la nature des crachats, qui firent craindre un état tuberculeux des poumons; mais, à cet égard, le sthétoscope n'annonçait rien de positif. Pendant deux mois et demi l'affection de la poitrine ne cessa de faire des progès, l'amaigrissement devint extrême, la malade pouvait à peine se lever de son lit, tant la faiblesse était grande. Cependant, durant les chaleurs excessives de juillet, la toux diminua et finit par disparaître totalement, ainsi que l'expectoration, et il ne resta, de tous les symptômes d'affection de la poitrine, qu'une douleur fixe dans l'un des côtés de cette cavité ; l'appétit revint, la malade ne tarda pas à reprendre des forces et de l'embonpoint, et elle se disposait à quitter l'hôpital quand, dans les premiers jours du mois d'août, elle est prise, sans cause connue, d'une céphalalgie qui s'accroît rapidement de jour en jour, se faisant plus particulièrement ressentir à droite. Cependant les facultés intellectuelles restent libres de même que toutes les autres fonctions du cerveau ; mais le pouls devient dur et fréquent, et les douleurs de tête, qui d'abord cessaient par intervalle, ne s'arrêtent plus et prennent un tel caractère de violence qu'elles arrachent à cette malheureuse fille de continuels gémissemens, et donnent à sa physionomie l'expression des plus violentes souffrances. Enfin, le troisième jour après l'invasion de cette cruelle maladie, elle succombe évidemment à l'intensité de la douleur, contre laquelle des saignées locales et générales, ainsi qu'un grand nombre d'autres moyens avaient été employés.

Voici le résultat de l'autopsie cadavérique, faite vingt-sept heures après la mort, à laquelle assistèrent MM. Lerminier, Andral et un grand nombre d'élèves qui avaient également été tous témoins de l'ouverture du corps de la femme dont nous avons parlé plus haut : tous les nerfs qui rampent sur la surface du crâne, examinés avec soin, se présentent dans l'état naturel, les méninges de la convexité sont transparentes et sans injection, on remarque seulement une effusion sanguine très-légère et de peu d'étendue, formée par du sang veineux ; là, comme dans tout le reste de la convexité, les méninges étaient humides et se laissaient facilement déchirer. Entre les hémisphères, la pie-mère était très-légèrement injectée, et l'on observait sous elle un peu de sérosité limpide ; d'ailleurs elle n'était pas épaissie et avait la transparence qui lui est naturelle. La substance du cerveau n'était point injectée et avait sa consistance ordinaire, excepté le septum-lucidum qui était, dans son milieu, ramolli dans l'étendue de cinq ou six lignes. Cette partie, qui avait perdu sa consistance, était *sensiblement plus blanche* que celle qui l'environnait : on n'y observait pas le moindre point rouge ni aucune trace de pus, et les parties auxquelles le ramollissement adhérait ne présentaient aucune injection. Le corps strié avait aussi une consistance moindre que celle qui lui est naturelle, et n'était nullement injecté ; il y avait environ une once de sérosité limpide dans les ventricules ; examinés très-attentivement dans toutes les autres parties, le cerveau et les membranes n'offraient absolument rien d'anormal. Les poumons contenaient quelques tubercules granuleux ; ils étaient crépitans dans tous les points, mais un peu engoués; les plèvres adhéraient dans plusieurs endroits au moyen de fausses membranes d'ancienne formation ; la membrane muqueuse de l'estomac présentait quelques rougeurs peu vives sans aucune altération de sa texture ; celle du canal intestinal était, dans toute son étendue, blanche et sans aucune lésion.

Ce fait ne démontre pas moins que le précédent, que, quelque violente qu'elle soit, la céphalalgie peut avoir lieu sans inflammation des méninges, puisque ces membranes en étaient tout-à-fait exemptes ; car la suffusion sanguine n'est point de nature inflammatoire, et celle que nous avons vue ici sur l'arachnoïde était d'ailleurs des plus légères. Ce n'est également que parce que nous nous sommes fait un devoir de signaler tout ce qui n'est pas rigoureusement dans l'état normal, que nous avons parlé de la faible injection qui occupait la pie-mère d'entre les hémisphères (1).

Ce n'est donc encore ici qu'à la substance même du cerveau qu'on peut rapporter la céphalalgie due probablement à la même cause qui avait déterminé le ramollissement blanc du septum lucidum, lésion sur laquelle règne encore la plus grande obscurité.

Les raisonnemens et les faits s'accordent, comme on le voit, pour prouver que la cépha-

____

(1) On trouve dans le 4e volume de la Revue, l'observation d'une fille qui succomba également sans avoir présenté d'autres symptômes qu'une violente céphalalgie, et chez laquelle tous les organes parurent dans l'état normal.

lalgie ne dépend pas toujours de l'arachnoïdite à quelque degré qu'elle puisse parvenir ; nous conviendrons toutefois que, dans le plus grand nombre des cas, elle est due à cette inflammation, quand elle ne tient pas à la phlegmasie des nerfs qui rampent sur la surface du crâne.

. Les *cris* ont été considérés par M. Coindet, qui les a appelés cris hydrencéphaliques, comme un symptôme caractéristique de l'hydrocéphale aiguë ; d'autres aujourd'hui les rapportent à l'inflammation de l'arachnoïde de la base qu'on observe plus particulièrement chez les enfans, et qui n'est autre que la maladie qui nous occupe. Pour faire dépendre ce symptôme, qui n'est dans ce cas que l'expression de la souffrance, exclusivement de l'arachnoïdite, il faudrait pouvoir démontrer que la douleur est tout-à-fait étrangère à la substance même du cerveau : or, nous venons de prouver qu'il pouvait au contraire devenir le siége des douleurs les plus vives.

Au nombre des symptômes les plus caractéristiques de l'hydrocéphale aiguë, il faut encore mettre les désordres des fonctions du système musculaire, tels que les convulsions générales qu'on observe si souvent au début de la maladie ; celles bornées à certains muscles, principalement à ceux du globe de l'œil, d'où résultent la rotation de cet organe, le strabisme, etc., et

les spasmes toniques de certains autres, comme
ceux de la mâchoire qui déterminent le trismus,
et ceux de la partie postérieure du cou qui entraînent la tête en arrière.

Plusieurs de ces phénomènes pathologiques
ont encore été rapportés à l'inflammation de
l'arachnoïde : tels sont les convulsions générales, le grincement de dents, le strabisme et
la rotation du globe de l'œil. Il suffirait sans
doute, pour prouver le peu de fondement de
cette opinion, de citer les observations que nous
rapporterons dans lesquelles on remarque ces
symptômes sans qu'il y ait eu d'arachnoïdite ;
mais nous pouvons facilement le prouver par le
simple raisonnement. En effet, tous ces symptômes s'observent fréquemment dans les convulsions des enfans dues à l'irritation des intestins
produite par les vers, qui n'ont alors qu'une
durée très-courte , après laquelle toutes les
fonctions rentrent dans l'état naturel, ce qui
éloigne toute idée d'inflammation. Il en est de
même de certaines maladies convulsives qui
présentent également tous les phénomènes ci-
dessus mentionnés, telles que l'épilepsie, l'hystérie dans lesquelles on peut observer le strabisme, la rotation de l'œil, le trismus, le renversement de la tête en arrière, enfin, les
spasmes cloniques des grandes régions musculaires, et, cependant, je ne sache pas qu'il soit

encore venu dans l'esprit d'aucun auteur de faire dépendre ces maladies de l'inflammation de l'arachnoïde.

Que tous ces symptômes se fassent également remarquer dans l'arachnoïdite, cela se conçoit puisque cette inflammation ne peut exister sans irriter l'encéphale; mais de là il n'en faut pas conclure qu'ils appartiennent essentiellement à cette phlegmasie, qu'ils ne puissent exister sans elle; car les faits et le raisonnement démontrent le contraire.

Comme il n'est rien de plus fréquent que d'observer les méninges exemptes de toute lésion chez des individus qui étaient restés long-temps dans l'assoupissement et le coma, il est inutile, je pense, de chercher à démontrer que ces symptômes ne se rattachent nullement à l'inflammation des membranes du cerveau.

Il me reste à parler d'un phénomène important que MM. Parent et Martinet, ainsi que M. Lallemand, et beaucoup d'autres médecins, à l'exemple des anciens, considèrent en quelque sorte comme pathognomonique de l'inflammation de l'arachnoïde : c'est le *délire*. Les considérations dans lesquelles nous allons entrer, et les faits que nous rapportons, démontreront, j'espère, de la manière la plus péremptoire, l'erreur dans laquelle sont ces auteurs relativement à la cause de ce phénomène morbide.

Le *délire* n'appartient pas en propre à l'arachnoïde : car, comme elle ne pense pas, elle ne délire pas non plus. On observe le délire chez les ivrognes, et il se dissipe comme par enchantement en prenant quelques gouttes d'ammoniaque dans l'eau, ce qui repousse toute idée d'inflammation cérébrale ou méningienne ; on le voit aussi quelquefois persister plusieurs jours dans le *delirium tremens* des auteurs anglais, et il se guérit par l'opium, s'aggrave par la saignée, et ne laisse aucune trace de la cause qui l'a déterminé chez les individus qui succombent. Il n'est pas rare d'observer le délire dans les pneumonies aiguës sans trouver à l'ouverture des cadavres aucune altération appréciable du cerveau ou des méninges, c'est ce que j'ai remarqué bien des fois ; enfin, l'on m'a assuré qu'on observait également dans les fractures un délire qu'on faisait disparaître par l'emploi de l'opium : certes, si cela est, ce symptôme ne dépendrait pas non plus dans ce cas d'une inflammation des méninges.

Le délire dépend essentiellement de l'affection du cerveau : il peut avoir lieu sans inflammation de l'arachnoïde : mais on n'observe guère d'arachnoïdite sans délire, par la raison bien simple que le cerveau est toujours irrité par la phlegmasie de ses membranes, comme le sont les poumons par celle des plèvres qui leur serveut d'enveloppe : ce qui ne veut pas dire qu'il n'y a pas de toux sans inflammation des plèvres, ni de délire sans méningite. Dès-lors, on doit facilement juger que, pour faire dépendre le délire de la phlegmasie de l'arachnoïde, il ne suffit pas de présenter des observations où ce symptôme coïncide avec cette maladie, mais qu'il faut prouver que le délire ne s'observe jamais sans elle : or, voilà ce qu'il est impossible de démontrer.

Je viens de dire qu'on n'observait guère d'arachnoïdite sans délire ; cependant les cas où ce symptôme manque dans cette affection ne laissent pas que d'être très-nombreux. M. Deslande a même admis une variété d'arachnoïdite sans délire. J'ai ouvert dernièrement, en présence de plusieurs médecins de cette ville, une dame qui mourut subitement, sans avoir jamais offert aucune altération dans les facultés intellectuelles, bien que nous ayons trouvé toute l'arachnoïde épaissie et le tissu cellulaire sous-jacent rempli d'un fluide séro-gélatineux, qui n'est, comme on le sait, que le produit de l'inflammation. M. Broussais dit, dans le premier volume des développemens de ses propositions, avoir vu une arachnitis durer long-temps et déterminer la mort sans amener de délire ; et le premier volume de la *Revue médicale* contient un fait semblable. L'observation prouve aussi que le délire manque assez

souvent dans l'arachnoïdite produite par violence
extérieure ; enfin un fait bien remarquable, sur
lequel je crois avoir fixé l'attention, dans un
Mémoire couronné en 1825 par la Société de
médecine de Bordeaux, c'est que bien souvent
le délire manque chez les enfans avant sept ou
huit ans, quels que soient d'ailleurs le siége, l'é-
tendue et l'intensité de l'inflammation des méninges ; nous reviendrons bientôt sur cet intéressant sujet.

A ces considérations, nous joindrons maintenant quelques faits que nous avons observés, qui
prouveront de la manière la plus péremptoire
que le délire n'est pas un symptôme certain de
l'inflammation des méninges, quelles que soient
sa force et sa durée.

CINQUIÈME OBSERVATION.

Friser, âgé de 25 ans, d'un tempérament éminemment sanguin, d'une constitution athlétique,
éprouva, le 20 avril 1825, après une longue
marche, de la céphalalgie, et des frissons suivis
d'une fièvre intense. Déjà depuis plusieurs jours
l'appétit était diminué, il avait un peu de diarrhée avec des douleurs intestinales. Les symptômes allant toujours en augmentant, surtout
la céphalalgie qui était très-vive, le malade entra

le 25 avril à l'hôpital de la Charité, par conséquent, cinq à six jours après. le début de la maladie.

Le soir même de cette journée, il eut un violent paroxisme avec délire et beaucoup d'agitation ; cet état s'accrut encore dans la nuit, pendant laquelle le malade quitta plusieurs fois son lit pour courir dans la salle, ce qui obligea de le contenir par la chemise de force.

Le 26, au moment de la visite, Friser est encore dans le délire, il tient mille propos incohérens, mord la corde qui le tient fixé sur son lit ; sa figure est animée, ses conjonctives injectées ; le pouls est fréquent, fort ; la langue large, couverte dans son milieu d'un enduit noirâtre sec, elle est humide et sans rougeur sur ses bords ; les dents sont chargées de limon noirâtre ; le ventre est douloureux à la pression ; la diarrhée persiste, et les selles sont rendues dans le lit ; toux. *Prescription : vingt-cinq sangsues sur le ventre ; eau d'orge gommée ; vésicatoires aux jambes.* Les sangsues ne sont pas appliquées.

Le 27, le malade a été assez tranquille pendant la nuit ; cependant le désordre des facultés intellectuelles continue ; loquacité, aucune justesse dans les réponses ; langue épaisse, nullement rouge, chargée dans presque toute son étendue d'un enduit limoneux qui salit également les dents ; les yeux sont larmoyans, injectés ; le pouls plein, peu fréquent, régulier ; le ventre est tendu, contracté, nullement sensible, même à une forte pression.

Le 28, assoupissement ; retiré de cet état, le malade ne répond pas aux questions qu'on lui adresse, mais tient des propos sans suite ; le ventre, qui, les jours précédens, était insensible, paraît aujourd'hui très-douloureux : la moindre pression donne à la face l'expression d'une grande souffrance ; le pouls est lent, moins fort que les jours précédens ; la langue est dans le même état que la veille, c'est-à-dire, épaisse, limoneuse et sans rougeur ; la diarrhée continue ; *trente sang-sues à l'anus ; deux vésicatoires aux cuisses ; frictions sur le ventre avec l'huile de camomille camphrée ; eau d'orge avec le sirop de gomme ; fomentations émollientes sur le ventre.*

Le 29 au matin, respiration bruyante et plaintive, pouls petit et lent ; ventre très-douloureux ; rêvasseries ; yeux injectés ; du reste, même état que la veille. Dans l'après-midi le malade tombe dans un profond assoupissement et meurt à six heures du soir sans agonie.

Autopsie cadavérique, vingt heures après la mort.

Appareil des sens internes. — L'arachnoïde de la convexité est transparente, humide, se déchire facilement et ne présente aucune espèce d'altération ; la pie-mère , examinée jusque dans les anfractuosités du cerveau n'est point injectée ; la substance grise est dans l'état naturel , la blanche est piquetée de sang dans toute son étendue ; les ventricules sont vides ; l'arachnoïde de la base n'offre rien de particulier ; toute la substance cérébrale est consistante ; le cervelet est parfaitement sain.

Appareil respiratoire. — Engorgement sanguin très-prononcé dans le lobe supérieur du poumon droit; les deux autres lobes de ce viscère sont dans un état encore plus prononcé d'inflammation, étant presque hépatisés ; le lobe inférieur du poumon gauche offre la même altération morbide.

Appareil digestif. — Nombreuses arborisations sanguines sur la membrane muqueuse de l'estomac, qui présente en outre plusieurs larges taches rouges dans sa grande courbure ; du reste, elle a conservé sa consistance ; la muqueuse duodénale est également injectée , de même que celle de l'intestin grêle qui est tout-à-fait rouge dans son tiers inférieur ; le gros intestin ne présente que de légères traces d'inflammation.

Le délire a eu déjà ici une durée bien longue, puisqu'il n'a presque point cessé pendant les quatre jours que le malade a été à l'hôpital ; cependant les méninges sont restées dans l'état naturel. Dans l'observation qui suit, nous verrons le trouble des facultés intellectuelles persister plus long-temps encore, et persévérer dans toute sa force jusqu'à la mort, sans que les membranes du cerveau aient été plus altérées.

SIXIÈME OBSERVATION.

Poret, âgé de 19 ans, d'un tempérament nervoso-sanguin, d'une forte constitution, éprouva, sans cause connue, dans les premiers jours de mai 1825, de la céphalalgie et de la fièvre. Le 2, et les jours suivans son état empira : le soir, il survenait un violent paroxisme avec frisson et délire, et le 5 il entra à l'Hôtel-Dieu dans un tel désordre des facultés intellectuelles qu'on fut obligé de lui metttre de suite la chemise de force. Il fut aussitôt saigné, et on lui appliqua *vingt sangsues derrière les oreilles;* néanmoins l'agitation persévéra toute la nuit.

Le 6 au matin, face colorée, yeux injectés ; réponses assez justes; chaleur intense de la peau; langue humide, nette, un peu rouge dans toute son étendue, mais particulièrement sur les bords; nulle expression de douleur par la pression du ventre; respiration régulière ; pouls fort, fréquent, sans irrégularité marquée. *Limonade citrique, aromatisée avec l'eau de fleurs d'orange; sinapismes aux pieds.* Le délire ne tarde pas à reparaître et s'aggrave beaucoup dans l'après-midi ; le soir, violent paroxisme ; nuit très-agitée.

Le 7 , le malade est sensiblement plus mal que la veille : sa langue se sèche et devient plus rouge ; il est dans une alternative de délire et d'assoupissement ; il lâche plusieurs selles dans son lit. *On renouvelle les sinapismes sur les extrémités inférieures; du reste, même traitement.* Le soir, les symptômes s'aggravent encore.

Le 8 , toute la peau, surtout celle de la face, est très-injectée ; le pouls est fort, fréquent, régulier ; la langue gonflée, sèche et pointillée à son limbe et sur ses bords ; le ventre est maintenant sensible à la pression, surtout dans la région du cœcum ; air d'abattement profond ; délire continuel. *Décoction de kina aromatisée avec la liqueur d'Hoffmann ; julep avec un gros d'extrait de kina ; sinapisme à une cuisse.*

Le 9, peau sèche et brûlante, surtout au bas-ventre ; langue sèche et gonflée ; parole embarrassée ; propos incohérens ; vive sensibilité de l'épigastre; dans l'après-midi, délire plus intense; le soir, paroxisme ; nuit fort agitée.

Le 10, au matin, le malade est dans un délire furieux : deux hommes suffisent à peine pour le contenir dans son lit. *Eau de tamarin. ; limonade avec fleurs d'oranger ; lavement de camomille avec douze grains de camphre ; vésicatoire à une jambe ; oxicrat sur la téte ;*

l'agitation et le délire continuent toute la journée et la nuit.

Le 11, langue sèche, noirâtre et très-gonflée; regard fixe; stupeur; pupilles contractées; respiration profonde, lente; pouls fréquent, petit; diarrhée; nulle marque de douleur à la levée du vésicatoire. *Décoction de kina avec tamarin; limonade; julep avec kina et camphre; lavement de kina; sinapismes aux jambes; oxicrat sur la tête.* Dans l'après-midi, le malade est visité par quelques parens, il semble un instant les reconnaître; mais, lorsqu'ils sont sortis, il pense encore les voir dans toutes les personnes qui se présentent à lui; le soir il survient un violent paroxisme pendant lequel il crie et s'agite avec force; le délire persévère toute la nuit, et à quatre heures du matin ce malheureux expire sans agonie.

Autopsie cadavérique, faite le 13 au matin.

Habitude extérieure. — Système musculaire très-développé; point d'amaigrissement.

Appareil encéphalique. — L'arachnoïde de la convexité est humide, transparente, sans injection, et se laisse facilement déchirer; dans aucun point le tissu cellulaire sous-jacent n'est injecté ni infiltré; l'arachnoïde de la base est dans un état parfait d'intégrité; la substance corticale

a la couleur grise qui lui est naturelle ; la substance médullaire est de consistance ordinaire,
et ne présente d'anormal qu'une légère injection
à la partie postérieure de l'hémisphère droit ;
les ventricules sont vides ; le cervelet est sain.

Appareil respiratoire. — Les deux poumons
sont fortement engoués.

Appareil digestif.—La membrane muqueuse
de l'estomac offre dans toute sa surface des
taches rouges, du pointillé et des arborisations ;
toutefois ces traces d'inflammation sont plus
marquées dans la grande courbure ; elle est
partout sensiblement épaissie, mais sans ramollissement. Le duodénum et le quart supérieur de l'intestin grêle sont fortement injectés ;
dans le reste de son étendue, cet intestin ne
présente que par intervalle un peu de rougeur,
mais dans ces endroits la matière muqueuse qui
la recouvre est sanguinolente ; la valvule iléo-
cœcale est fortement enflammée ; le gros intestin ne présente que quelques arborisations ; les
ganglions mésentériques sont rouges et gonflés.

Qui aurait pu croire, qu'après un délire aussi
prolongé et surtout aussi intense, on n'aurait rien
trouvé dans l'encéphale qui pût en expliquer
la cause ? Il faut vraiment avoir été témoin de
pareils faits pour se convaincre que l'inflammation seule du canal digestif suffit, en réagissant
sur l'appareil cérébral, pour déterminer tous

les symptômes dans lesquels on croirait voir d'une manière certaine une inflammation des méninges ou du cerveau.

SEPTIÈME OBSERVATION.

Bauduin, ex-militaire, d'un tempérament bilioso-sanguin, avait éprouvé, dans le mois de février, une légère indisposition dont il fut bien guéri à l'hôpital Necker. Au commencement du mois d'octobre, ses parens s'aperçurent qu'il devenait triste, qu'il s'irritait facilement, et qu'il perdait l'appétit : ils le ramènent à l'hôpital, le 22 octobre. Il avait la face colorée, les yeux brillans, le regard fixe et menaçant, il répondait brusquement et par monosyllabes, il ne dormait point ; son pouls était fort, dur, et sans fréquence ; la respiration naturelle, avec quelques légères quintes de toux ; le ventre souple, et point douloureux à la pression ; la langue chargée d'un enduit couleur de lie de vin ; pas de soif ; urine rare, point de position fixe dans le lit. *Saignée du bras ; décoction d'orge avec oximel simple ; bouillons.*

Le 23, loquacité pendant la journée, et délire violent pendant la nuit suivante : le malade se lève et court dans la salle.

Le 24, décubitus sur le dos ; physionomie triste ; morosité ; regard stupide ; rêvasseries continuelles ; pouls fréquent, irrégulier et variant d'une heure à l'autre ; la langue est couverte d'une croûte épaisse de mucosité noirâtre ; l'abdomen est souple sans élévation, et ne donne aucun signe de douleur quand on en presse les parois ; urines limpides ; une selle. *Huit sangsues de chaque côté du cou ; vésicatoires aux jambes.*

Le 26, délire furieux ; le malade veut battre ses voisins ; on est obligé de l'attacher dans son lit ; il ne veut plus rien boire, il parle, il crie, il s'agite continuellement ; les vésicatoires n'ont produit aucun effet. *Application de glace sur la tête ; compresses imbibées d'oxicrat sur le front ; dix sangsues au cou ; nouveaux vésicatoires aux cuisses.*

Le 28, altération des traits de la face, coloration terreuse de la peau ; yeux ternes, à demi fermés ; lèvres sèches et encroûtées ; langue noire, le malade peut à peine la tirer hors de la bouche ; respiration fréquente et embarrassée ; deux selles liquides dans le lit. *Décoction de kina ; bols de camphre et de nitre ; potion tonique.*

Le 29, paroxisme violent dans la matinée ; tremblemens convulsifs, sueurs visqueuses ; froid des membres ; mort.

AUTOPSIE CADAVÉRIQUE.—Pas la moindre trace de lésion aux méninges ; les vaisseaux artériels

et veineux du cerveau étaient remplis de sang ;
les plexus choroïdes avaient une couleur rouge
foncée, et offraient quelques petits globules
pleins d'un liquide incolore et transparent. Les
ventricules latéraux contenaient à peine une once
de sérosité limpide.

Les viscères de la poitrine n'ont offert d'autre
lésion qu'un peu de rougeur à la membrane
muqueuse des bronches ; cette rougeur devenait
plus marquée à proportion qu'on s'éloignait
davantage du tronc principal.

La membrane muqueuse de voies gastriques,
examinée depuis l'estomac jusqu'à l'anus, avait
partout la couleur blanche qui lui est naturelle ;
la plus minutieuse investigation n'a pu y faire
trouver la moindre rougeur insolite.

Voilà un fait bien en opposition avec ce qu'a-
vance M. Lallemand : « Il me sera, dit-il, facile
de prouver, jusqu'à la dernière évidence, qu'on
n'observe *jamais* le délire dans une inflammation du cerveau exempte de complication ; que
ce symptôme appartient spécialement aux inflammations de l'arachnoïde. » Ici, non-seulement, il n'existait pas d'inflammation de l'arachnoïde, mais même aucune autre que celle du
cerveau, car l'état de congestion sanguine dans
lequel se trouvait cet organe, était évidemment
l'effet d'un premier degré d'encéphalite. On

trouvera, dans le premier volume du nouveau journal de médecine, une observation semblable, publiée par M. Récamier; le sujet présentait tellement tous les symptômes de l'arachnoïdite que ce médecin annonça l'existence de cette inflammation; cependant, à l'ouverture du cadavre, les méninges se présentèrent sans aucune altération; on ne remarqua qu'une augmentation de densité du cerveau, lésion que nous avons déjà dit être l'effet de l'inflammation.

Je ne puis résister au désir de rapporter un dernier fait que M. Andral a consigné dans le troisième volume de sa clinique médicale, et qui a fixé l'attention de cet excellent observateur.

HUITIEME OBSERVATION.

Symptômes de méningite. — Inflammation aiguë du péricarde.

Une femme, âgée de vingt-six ans, mère de deux enfans, et ayant fait assez récemment une fausse couche, entra à la Charité pendant les premiers mois de l'année 1826, dans un état de délire tel, qu'on ne put avoir aucun renseignement sur son état antécédent. Ce délire était remarquable par la taciturnité opiniâtre qui l'accompagnait; interrogée, la malade regardait fixement sans répondre; la face était pâle, les lèvres séparées l'une de l'autre, et agitées de temps en temps comme par un tremblement convulsif, laissaient voir la langue humide et blanche. Le pouls était fréquent et petit, régulier d'ailleurs ; la peau peu chaude (sangsues derrière les oreilles). Les deux jours suivans, renversement de la tête en arrière, soulèvement brusque du tronc par intervalles ; soubresauts des tendons ; la malade parle et paraît comprendre, mais ses réponses sont pleines d'incohérences. La peau conserve une grande pâleur ; le pouls très-fréquent est intermittent. Le quatrième jour de l'entrée, le délire n'existe plus : la malade ne se plaint que d'une grande faiblesse ; les muscles de la face sont agités par des mouvemens convulsifs presque continuels ; les membres supérieurs présentent de temps en temps une raideur comme tétanique. Le cinquième jour, le délire est revenu, les traits de la face sont immobiles et décomposés; les membres thoraciques soulevés, retombent de leur propre poids comme s'ils étaient paralysés ; dans la journée, la malade tombe dans un état comateux, et meurt le soir.

AUTOPSIE CADAVÉRIQUE.

L'encéphale et la moelle épinière, non plus que leurs enveloppes, ne présentent aucune al-

6.

tération appréciable dans leur couleur, dans leur consistance, etc. — Le canal digestif, ouvert dans toute son étendue, ne présente qu'une injection légère en quelques points. Tous les autres viscères abdominaux sont exempts de lésion.—Les poumons ne présentent que de l'engouement à leur partie postérieure. La substance du cœur n'offre aucune trace d'état morbide, non plus que les vaisseaux qui s'y rendent et qui en partent. Mais le péricarde est tapissé intérieurement par des concrétions albumineuses, dont plusieurs s'étendent comme des brides encore molles, d'une de ses faces à l'autre : on y observe de plus, épanchées, quelques onces d'une sérosité verdâtre et floconneuse.

Ce fait, dit M. Andral, est bien propre, ce me semble, à démontrer qu'en raison des susceptibilités individuelles, il n'est point d'organe dont la lésion ne puisse déterminer les symptômes nerveux les plus variés, de manière à produire sympathiquement les différens états morbides dont on place le siége dans les centres nerveux et leurs dépendances (1).

En voila assez, je pense, pour prouver que le

(1) On trouvera également dans le 4e vol. 1825 et dans le 2e vol. 1826 de la Revue médicale, ainsi que dans le 13e vol. des Archives médicales des cas de délire intense et prolongé sans inflammation des méninges.

délire n'appartient pas essentiellement à l'inflammation de l'arachnoïde, mais que ce phénomène
morbide dépend exclusivement de l'irritation du
cerveau qui peut être idiopathique, ou sympathiquement communiquée par tout organe enflammé.

Je crois avoir démontré qu'on ne peut, d'a-
près la nature des sympômes de l'hydrocéphale
aiguë, établir que cette affection réside exclusivement dans l'inflammation des méninges ; les
considérations suivantes, relatives à la marche
que suit fréquemment cette maladie, prouveront
au contraire qu'elle appartient essentiellement
au cerveau, puisque c'est par cet organe que
s'ouvre le plus souvent la scène pathologique.

Il arrive par fois que l'hydrocéphale aiguë débute sans symptômes précurseurs, par des convulsions qui se répètent plusieurs fois, mais dans
l'intervalle desquelles toutes les fonctions paraissent rentrer dans l'état normal, ce qui éloigne
toute idée d'inflammation des méninges ; plus
souvent aussi elle est annoncée par des rêves
pénibles, des réveils en sursaut pendant deux ou
trois nuits avant que la céphalalgie et les autres
symptômes de la maladie se déclarent ; certes,
ces prodromes sont bien étrangers à l'arachnoïde :
le cerveau est bien ici primitivement affecté.

Quand l'affection du cerveau est consécutive à
une gastro-entérite, ce qui a lieu très-souvent, la

céphalalgie précède quelquefois de long-temps tous les autres symptômes : on pourrait croire alors que les méninges ont été les premières affectées, si l'on ne savait pas que la douleur de tête peut exclusivement dépendre de l'affection même du cerveau ; mais quelquefois aussi tous les sympômes nerveux éclatent en même temps, de manière qu'on ne peut douter de l'influence directe de l'estomac sur cet organe : et ce qui le démontre d'ailleurs, c'est qu'il est d'observation que les membranes séreuses sympathisent très-peu avec les principaux viscères de la digestion, tandis que les rapports les plus intimes les unissent avec l'encéphale.

A ces considération, nous en joindrons d'autres du plus grand poids dans la question qui nous occupe.

Lorsque l'arachnoïdite existe, lorsqu'elle n'est pas très-étendue, ce qui a lieu le plus souvent, surtout quand elle a son siége à la base, rien n'est plus commun que de voir survenir des intervalles de mieux qui en imposent aux médecins peu éclairés sur la marche insidieuse que prend souvent cette maladie ; les symptômes disparaissent quelquefois tout-à-fait ; mais bientôt l'irritation de l'encéphale se réveille et la maladie reprend son cours funeste ; je le demande, en serait-il ainsi, si elle consistait uniquement dans l'inflammation des méninges? Voit-on pendant une péritonite, une pleurésie, une péricardite aiguë, ainsi disparaître deux ou trois fois presque tous les symptômes? Non bien certainement ; tandis que ces phénomènes s'observent fréquemment dans les affections du système nerveux.

On sait qu'une disposition particulière du cerveau, caractérisée par le grand développement de cet organe et une intelligence précoce, est une cause des plus puissantes de la maladie en question ; on sait aussi qu'elle sévit assez souvent dans une même famille, de telle sorte qu'on voit des parens ne pouvoir soustraire aucun de leurs enfans à cette affection ; or, ces dispositions morbides appartiennent bien exclusivement au cerveau : l'arachnoïde n'y est bien certainement pour rien : il n'est même aucun fait qui démontre l'aptitude héréditaire des membranes séreuses aux maladies qui peuvent les affecter, tandis que cette fâcheuse disposition existe pour le cerveau.

Enfin, à toutes ces considérations j'en joindrai une autre non moins concluante. Il n'est pas rare de voir survenir chez les enfans, à la suite de maladies graves, et surtout dans le plus haut période de la pneumonie chronique, tous les phénomènes qui caractérisent l'hydrocéphale aiguë ; les malades tombent dans l'assoupissement, les pupilles se dilatent, le globe de l'œil est agité de mouvemens déréglés, il survient des convulsions ; la tête se renverse en arrière, la déglutition devient difficile, impossible, etc., et après deux ou trois jours au plus, la mort arrive sans que les recherches les plus exactes puissent faire découvrir la moindre altération dans le cerveau et ses membranes. C'est ce dont conviennent MM. Parent et Martinet eux-mêmes, si ma mémoire ne me trompe pas, et c'est ce que M. Senn reconnaît d'une manière positive ; or, sait-on ce qu'on fait alors de cet ensemble de symptômes, que dans d'autres cas on rapporte à l'inflammation des méninges ? on en fait un état ataxique ! Eh, qu'est-il besoin de recourir à cette expression vague ; n'est-il pas évident que tous ces phénomènes indiquent une affection du cerveau de même nature que celles auxquelles on donne les noms d'hydrocéphale aiguë, de méningite de la base, qui se serait en effet terminée par l'inflammation, si la mort, préparée par l'épuisement des forces, causé par la maladie antérieure, n'en avait prévenu le développemen ?

Nous venons de voir combien l'examen des symptômes et de la marche de la maladie était contraire à l'opinion de ceux qui ne veulent voir en elle qu'une inflammation des méninges. Voyons maintenant si les recherches d'anatomie pathologique leur seront plus favorables.

Il est incontestable que l'on trouve presque toujours des traces d'inflammation des méninges chez les enfans qui succombent à l'hydrocéphale aiguë. Quelquefois les lésions de ces membranes, produites par l'inflammation, ont une très-grande étendue ; mais le plus souvent, aujourd'hui surtout que l'on emploie avec vigueur les évacuations sanguines, on ne rencontre dans les méninges que des traces souvent très-circonscrites d'une plegmasie *éteinte*. Ce sont la perte de leur transparence, leur épaississement, l'épanchement d'un liquide gélatineux, séro-purulent ou de pus siégeant le plus fréquemment à la base du cerveau, et par fois si peu considérable qu'il faut apporter beaucoup d'attention pour les découvrir ; ces altérations n'ont bien souvent que trois ou quatre lignes d'étendue, comme je l'ai observé bien des fois, de sorte que déjà l'esprit se refuse à les considérer comme la cause de la maladie et de la mort qui la termine. On me dira peut-être que, là où on n'observe plus l'épaississement des membranes, il a pu y avoir une inflammation très-étendue qui a disparu après la mort ; mais à cela je réponds que les expériences ont prouvé que les inflammations ne disparaissent pas des organes que la vie a abandonnés, quand, par leur position, ils se trouvent hors de la pression de l'atmosphère ; que, si le sang se retire des membranes séreuses enflammées, c'est pendant la vie, et qu'alors il y laisse des traces de sa présence : qu'il les rend pour le moins sèches et opaques d'humides et

transparentes qu'elles sont ; et, comme l'on sait
que la formation du pus et des fluides sero-géla-
tineux s'y opère facilement, on ne croira jamais
que des lésions bornées à un épaississement de
quelques lignes d'étendue, soient le résultat d'une
phlegmasie intense qui puisse expliquer la mort.

Cependant peut-être faudrait-il bien, d'après
l'existence de ces traces d'inflammation, toutes
légères qu'elles soient souvent, ne voir dans
l'hydrocéphale aiguë qu'une méningite, si le
cerveau se présentait ordinairement dans l'état
naturel ; mais c'est qu'il n'en est pas ainsi ; car
on trouve presque toujours des lésions plus ou
moins profondes de la substance de cet organe.
C'est la coloration rouge de la substance grise
produite par une injection plus ou moins forte,
lésion à laquelle on fait souvent peu d'attention ; c'est une augmentation générale ou
partielle de la consistance de la substance cérébrale, phénomène important qu'on sait aujour-
d'hui n'être que le produit de l'inflammation,
quoiqu'on n'y voie le plus souvent aucune trace
de sang (1); c'est une turgescence, une véritable

______

(1) On rencontre à chaque instant des altérations organiques qui sont évidemment le produit de l'inflammation,
bien qu'elles soient totalement décolorées ; rien par exemple
n'est plus fréquent que de trouver les méninges opaques,
épaissies et sans la plus légère rougeur, parce que le sang
s'en est retiré, non après la mort, comme beaucoup le

hypertrophie de cet organe ; c'est le ramollissement des parties centrales, c'est-à-dire du corps
calleux, du septum lucidum, de la voûte à trois
piliers ; ce sont des produits anormaux, tels que
des tubercules, des encéphaloïdes ; des kystes
de différentes natures, ou enfin, ce qui a lieu le
plus souvent, l'injection sanguine de la pulpe cérébrale, caractérisée par l'engorgement de ses
vaisseaux, ou du piqueté rouge, produits de l'inflammation.

Et qu'on ne dise pas que ces altérations du
cerveau sont la suite de l'inflammation communiquée par celle des méninges ; car il est certain
qu'elles n'ont souvent aucun rapport de siége ;
ainsi l'on verra ces membranes seulement enflammées à la base et l'on trouvera la substance grise
de la convéxité passée à la couleur rouge, ou
la substance cérébrale injectée dans toute son
étendue.

pensent, mais pendant la vie, par la cessation de l'irritation qui l'y retenait. On conçoit facilement que ces produits
d'une inflammation éteinte ne sont pas incompatibles avec
l'existence quand ils ne sont pas très-étendus et qu'ils
siégent dans des tissus qui, comme les méninges, sont d'une
importance secondaire dans l'organisation ; mais on sent
tout ce qu'ils doivent avoir de grave dans un organe tel
que le cerveau pour lequel le plus léger changement survenu dans son état physique, en entraîne nécessairement
de fort importans dans la vitalité de ce viscère, et par
suite dans ceux qu'il tient sous sa dépendance et auxquels
la vie est essentiellement liée.

Je le répète, le cerveau présente presque toujours quelque altération : je n'ai pas vu une seule fois une arachnoïdite sans une des lésions que nous venons d'indiquer. Sur douze observations bien recueillies et dans lesquelles on voit les recherches d'anatomie pathologique faites avec soin, rapportées dans le Mémoire de M. Senn, il ne se trouve pas un seul cerveau dans l'état normal, tous offrent des traces plus ou moins fortes d'encéphalite, inflammation qui n'est cependant considérée par l'auteur que nous venons de citer, que comme complication.

Mais j'admets que dans quelques cas le cerveau paraisse sans altération matérielle, tandis que ses membranes sont enflammées ; je pense même que ces cas s'observent, bien que très-rarement ; eh bien, que peut-on en conclure après les considérations dans lesquelles nous sommes entrés, les faits que nous avons présentés, et ceux que nous rapporterons encore, dans lesquels on verra la marche et les symptômes qu'on assigne à la méningite sans que les méninges offrent la moindre trace d'inflammation ; que peut-on en conclure, dis-je, sinon que l'irritation du cerveau peut, sans s'élever jusqu'à l'inflammation, déterminer les phénomènes morbides de l'encéphalite aiguë (1) ?

(1) La dix-huitième et la dix-neuvième observations prouveront la vérité de cette assertion.

C'est bien moins, en effet, à l'inflammation proprement dite, c'est-à-dire, à l'abord du sang dans
les vaisseaux blancs, qu'il faut attribuer le trouble
des fonctions qui caractérise les maladies, qu'à
l'irritation qui provoque ordinairement cette inflammation, mais qui peut aussi exister et s'exas-
pérer sans elle au point de déterminer la mort,
surtout quand elle siége dans les centres nerveux.
Ce que j'avance n'est que l'expression des faits.
Ce n'est pas l'inflammation du cerveau qui est la
cause des accès d'épilepsie, d'hystérie; mais l'irritation qui les a produits finit par enflammer cet
organe; de là, la différence qu'on remarque dans
les cadavres des sujets qui succombent à ces
affections, selon qu'elles sont anciennes ou ré-
centes. Dans des expériences que j'ai faites avec
la noix vomique, d'après le temps que les animaux étaient soumis à l'influence de ce poison,
selon la dose que j'introduisais dans la circulation, ils mouraient avec ou sans inflammation de
la moelle épinière.

Je viens de prouver que l'inflammation seule
des méninges ne constituait pas la maladie dont
nous nous occupons, en démontrant la part active que prend le cerveau dans cette affection;
et je crois dès à présent pouvoir conclure que
l'hydrocéphale aiguë est une inflammation combinée du cerveau et des méninges ou *méningo-
céphalite*, sans qu'on puisse dire le plus souvent

par lequel du cerveau ou de ses annexes l'inflammation débute ; parce qu'aucun symptôme pathognonique ne distingue, dans *l'état aigu*, l'une de ces inflammations de l'autre. Je sais bien que je suis ici en opposition avec ce qu'on a écrit dans ces derniers temps ; mais cette différence qu'on a voulu établir, surtout depuis la publication de l'ouvrage de M. Lallemand sur l'inflammation du cerveau, entre les symptômes de la phlegmasie des méninges et l'encéphalite, est tout-à-fait arbitraire. Si cette distinction paraît justifiée par les observations consignées dans cet ouvrage, c'est que son auteur n'a guère rapporté que des faits d'inflammation locale et le plus souvent chronique du cerveau, qui, en effet, se caractérise par quelques phénomènes particuliers ; car l'on observera tous les symptômes qu'on croit n'être déterminés que par la phlegmasie de l'arachnoïde, chaque fois que l'inflammation du cerveau sera aiguë et d'une certaine étendue ; c'est ce qu'a très-bien démontré M. Bouillaud, dans son Traité de l'encéphalite ; seulement cet auteur pense que les phlegmasies étendues de l'encéphale ne s'observent jamais sans celles des méninges ; mais les faits que nous avons rapportés prouvent qu'il est dans l'erreur à cet égard.

Je suis loin d'être le premier qui ait en partie rapporté l'hydrocéphale aiguë à l'inflammation du cerveau. Les docteurs Quin, Rush et Coïndet

ont émis une semblable opinion sur la nature de
cette maladie; toutefois, il est facile de voir, par ce
qu'ils en disent, que l'idée de l'existence de l'encéphalite dans ces cas n'est pas bien fixe chez
eux, qu'elle est jetée au hasard, qu'elle est née
dans le cabinet, et ne part point de cette intime
conviction acquise dans les amphithéâtres à la
vue des altérations des organes ; car rien ne démontre qu'ils aient bien connu celles que présente le cerveau dans cette maladie. Quin assimile
l'hydrocéphale aiguë à l'apoplexie ; il l'attribue à
une accumulation morbide du sang dans les vaisseaux du cerveau, laquelle s'élève quelquefois jusqu'à un certain degré d'inflammation. Selon Rush,
la première période est due à une inflammation
moins intense que la frénésie, et la seconde à
un léger épanchement qui produit l'état apoplectique. Quant à M. Coindet, il ne me paraît pas
avoir une opinion plus précise sur la phlegmasie
du cerveau dans cette maladie, quoiqu'il la rapporte à cet état morbide : « Je considère, dit-il,
l'hydrocéphale comme étant due à une inflammation active dans l'idiopathique et dans quelques
espèces de symptomatiques, et passive dans les
autres, dont le siége est *probablement* dans la
substance cérébrale qui forme les parois des ventricules, et *peut-être* dans la membrane qui la
tapisse par suite du contact de celle-ci avec elles ;

sous ce rapport on devrait donc l'appeler *cepha-litis-interna.* »

« Cette inflammation a quelque chose de parti-culier qui a beaucoup d'analogie avec les inflam-mations membraneuses ou érysipélateuses ; elle peut être comparée à ce qui se passe dans cer-tains cas d'inflammation du péricarde ou de la poitrine, dû à une goutte rétrograde ou à une ré-percussion de dartre, qui se terminent par un épanchement séreux et non pas purulent, et dont la cause, les effets et le traitement sont différens des phlegmasies essentielles (1). »

On voit clairement que ce n'est pas d'après les faits d'anatomie pathologique que parle M. Coin-det ; les parois des ventricules et l'arachnoïde qui la tapisse peuvent sans doute être enflam-mées dans cette affection ; mais l'inflammation n'y a point son siége spécial, et réside même le plus souvent dans d'autres parties de l'appareil encéphalique. Cette phlegmasie n'a pas non plus, comme il le dit, quelque chose de particulier, et ses effets n'en diffèrent qu'en raison de l'or-gane qu'elle occupe.

Il ne me reste maintenant qu'à répondre à une question qu'on ne manquera pas de me faire ; si l'hydrocéphalite aiguë n'est, me dira-t-on,

____

(1) Mémoires sur l'hydrocéphale, pag. 149.

qu'une inflammation aiguë du cerveau et des méninges, à quoi tiennent les dissemblances qu'on observe entre cette affection et celle qu'on a appelée fièvre ataxique, qui n'est aussi qu'une méningo-céphalite; car, bien certainement, ces maladies diffèrent entre elles par leur marche et leurs symptômes : ainsi, l'on sait que dans la première, l'assoupissement, les vomissemens, les convulsions, la dilatation des pupilles et l'oscillation, le strabisme, l'inégalité de la respiration se font plus particulièrement remarquer; que la maladie est plus fréquente et la terminaison plus souvent funeste; tandis que le désordre des facultés intellectuelles, caractérisé par le délire, est plus constant, plus intense dans la fièvre ataxique, etc.; je répondrai que ces différences sont dues à deux causes qui n'empêchent pas la maladie d'être de nature absolument identique : l'une dépend de ce que, dans la maladie dite hydrocéphale aiguë, la base du cerveau est plus fréquemment enflammée que dans la fièvre ataxique; l'autre, qui est la principale, tient uniquement aux modifications que l'âge apporte dans la vitalité des organes. Nous allons prouver la vérité de ces assertions, fort importantes sous plusieurs rapports.

Remarquons d'abord que l'hydrocéphale aiguë n'a été considérée que comme une affection de l'enfance, tandis qu'on ne signale au contraire

7

de fièvre ataxique que chez des sujets qui avaient passé cette première époque de la vie, et nous trouverons facilement la raison des principales différences qu'on observe dans ces affections.

En effet, la prédominance vitale du cerveau, chez les enfans, a été de tout temps reconnue; si leurs facultés intellectuelles sont moins développées, en compensation leurs sens ont une activité plus grande; l'action musculaire plus rapide, répond plus vivement à l'excitation de l'encéphale, et l'on sait que cet organe a un volume comparativement supérieur à celui des adultes; or, plus l'action vitale est prononcée dans un organe, plus il s'irrite facilement : cela est incontestable; dès-lors, on conçoit pourquoi l'on n'observe guère dans l'enfance, de maladie un peu aiguë, qui ne soit accompagnée de symptômes cérébraux; pourquoi même, des causes qui troubleraient à peine la santé d'un adulte, comme une douleur dentaire, une légère gastrite, une irritation intestinale causée par la présence des vers, suffisent alors pour irriter sympathiquement le cerveau; de là donc la fréquence des maladies de ce viscère chez les enfans, et surtout des convulsions, et des affections convulsives, à cause de l'activité des sympathies qui l'unissent au système musculaire de la vie de relation.

Mais à mesure qu'avec l'âge, les facultés de

l'entendement se développent, ce sont elles qui paraissent plus particulièrement intéressées dans les maladies cérébrales; les désordres musculaires ne se font plus aussi souvent remarquer; le délire devient le symptôme prédominant, et il est, en général, d'autant plus fort, plus violent, toute chose égale d'ailleurs, que l'intelligence est plus grande et que les passions ont plus d'empire : or, l'on sait qu'on a fait du délire le symptôme le plus caractéristique de la fièvre ataxique.

Mais la scène change encore dans la vieillesse, parce que les facultés sensoriales et intellectuelles, ainsi que l'influence cérébrale sur le système musculaire et tous les organes, ont diminué avec la vitalité. Une irritation très-légère de l'estomac et des intestins détermine, avons-nous dit, des symptômes effrayans d'affection cérébrale chez les enfans ; une inflammation gastro-intestinale très-intense peut à peine sur-exciter le cerveau du vieillard ; son délire est tranquille, ses convulsions sont rares, et le plus souvent bornées aux muscles de l'œil ou de la face : il semble que cet organe ne peut plus étendre plus loin son empire, et les symptômes de collapsus prédominent. Ici l'on n'a plus vu dans l'affection du cerveau une fièvre ataxique proprement dite : on en a fait une fièvre lente nerveuse, une fièvre cérébrale des vieillards;

qu'on a aussi transformée en apoplexie séreuse, quand la maladie parcourait rapidement sa marche ; c'est ainsi que sur quelques différences dans la fréquence et l'intensité de quelques symptômes, résultant uniquement des changemens que l'âge apporte dans la vitalité des organes, et sans doute aussi du degré plus ou moins grand d'irritation, on a fait des maladies distinctes d'un même état morbide ; d'une affection essentiellement la même, selon qu'on la considérait aux diverses époques de la vie, ou que, dans un même âge, elle se présentait dans des degrés différens.

C'est donc aux modifications que l'âge apporte dans la vitalité des organes que j'attribue les principales dissemblances qu'on observe entre ces deux maladies ; mais MM. Parent et Martinet en ont donné une tout autre explication, en attribuant à l'inflammation de l'arachnoïde de la base du cerveau, qui, d'après ces auteurs, ne s'observe guère que chez les enfans, les symptômes de l'hydrocéphale aiguë ; et à celle de l'arachnoïde de la convexité, particulière, selon eux, aux adultes, les phénomènes de la fièvre ataxique, dont le caractère le plus essentiel est le délire ; mais cette explication, déjà admise par plusieurs auteurs, est plus spécieuse que vraie.

Nous dirons d'abord que ces observateurs ont commis une erreur grave, en annonçant que l'inflammation de l'arachnoïde de la convexité des hémisphères est fort rare chez les enfans, qu'elle est bornée chez eux à celle de la base ; nous assurons, nous, au contraire, que dans la très-grande majorité des cas où l'arachnoïdite de la base existe, on observe en même temps des traces d'inflammation sur les méninges de la convexité ; ainsi, sans faire part de mes propres observations à cet égard, je citerai celles qui se trouvent consignées dans l'ouvrage que M. Senn a publié sur la méningite des enfans, dans lequel on voit que sur onze cas de méningite de la base , il s'en trouve dix avec des traces évidentes d'inflammation des méninges de la convexité : et ces faits , j'en suis certain , sont conformes à ce que l'on observe habituellement. Loin de moi l'idée que MM. Parent et Martinet n'ont choisi, pour soutenir leur assertion, que des observations qui leur fussent favorables ; mais on peut leur reprocher d'en rapporter beaucoup de fort incomplètes sous le rapport des recherches d'anatomie pathologique ; et nous ne doutons pas qu'ils n'eussent point émis l'opinion que nous combattons, s'ils eussent eux-mêmes observé les faits qu'ils ont consignés dans leur ouvrage.

Je persiste donc à considérer le défaut de délire dans les affections cérébrales des enfans, comme dépendant de l'état dans lequel se trouvent les facultés intellectuelles dans les premières

années de la vie , et mon opinion est tellement
fondée, que sur *cent vingt-cinq observations*
d'inflammation des méninges rapportées dans
les ouvrages de MM. Senn, Parent et Martinet,
il n'en est pas *une*, chose bien remarquable,
dans laquelle on observe le délire avant la huitième année, et cependant il s'en trouve treize
avec arachnoïdite de la convexité, chez des sujets
qui n'avaient point encore atteint cet âge ; et
même chez deux l'inflammation est étendue à la
totalité de l'arachnoïde (1).

Mais le plus souvent le délire existe lorsque
l'arachnoïdite atteint des sujets qui ont passé l'âge
que nous venons d'indiquer, sans qu'il soit plus

(1) Quoique dans les cent vingt-cinq observations consignées dans les ouvrages des auteurs que nous venons de
citer, il ne s'en trouve pas une dans laquelle on signale le
délire avant la huitième année, on ne doit pas rigoureusement en conclure, malgré cette masse imposante de faits,
qu'il en soit toujours ainsi : car on l'observe assez souvent ;
mais il est si peu prononcé, et d'une durée si courte, qu'il
fixe à peine l'attention.

Nous avions déjà fait remarquer cette dissemblance qui
existe entre les phénomènes morbides de l'inflammation
du cerveau de l'enfant et celle de l'adulte, dans le Mémoire
déjà cité couronné, en 1825, par la Société de médecine de
Bordeaux, en l'attribuant, comme nous le faisons ici, à la
différence qui existe dans les facultés intellectuelles à ces
deux époques de la vie ; nous avons vu depuis M. Broussais
émettre la même opinion, dans le premier volume des développemens de ses propositions , pag. 169.

particulier à cette inflammation occupant la convexité, qu'à celle qui est bornée à la base et aux
ventricules : assertion bien opposée, comme on
le voit, à l'opinion de MM. Parent et Martinet,
qui rattachent exclusivement ce symptôme à l'a-
rachnoïdite de la convexité ; et c'est dans leur
propre ouvrage qu'on peut acquérir la preuve
de ce que j'avance. Sur quatre-vingt-seize observations qu'ils rapportent, dont les sujets avaient
atteint ou passé la huitième année, avant laquelle
on n'en observe pas avec du délire, il ne s'en
trouve que deux dans lesquelles ce symptôme
manque avec l'arachnoïdite bornée à la base,
tandis qu'il y en a vingt-sept où il n'existe pas
avec l'inflammation de l'arachnoïde de la convexité. On voit donc clairement qu'il serait plus
juste d'attribuer le délire à l'arachnoïdite de la
base qu'à celle de la convexité, puisqu'il manque
moins souvent avec la première qu'avec la seconde.

Mais qu'est-il besoin de tant de preuves pour
établir que le défaut de délire chez les enfans,
et son existence chez les adultes, dans les inflammations du cerveau, ne dépendent pas de ce que
telle partie de l'arachnoïde serait enflammée
chez les uns et pas chez les autres, mais bien
des modifications que l'âge apporte dans les
fonctions de l'organe qui préside aux facultés intellectuelles, quand nous avons démontré, comme
nous l'avons fait, que l'inflammation de l'arach-

noïde n'est nullement nécessaire à la production
du délire?

C'est aussi à la différence d'âge que j'attribue
ces *cris*, qui ont été considérés comme un des
phénomènes les plus caractéristiques de l'hydrocéphale aiguë, par plusieurs auteurs, et principalement par M. Coindet qui les a appelés,
comme déjà nous l'avons dit, *cris hydrocéphaliques*. N'est-il pas évident que si on observe plus
particulièrement ce symptôme dans cette maladie, c'est que les enfans, auxquels seuls on l'a
rapportée, ne mettent aucune retenue dans l'expression de leur souffrance ; tandis que dans un
âge plus avancé, la raison retient les malades, qui
ne font qu'accuser une violente céphalalgie, tant
que leur intelligence se maintient : car une fois
qu'il survient du délire, on les entend, aussi bien
que les enfans, pousser des cris, qui, à en juger
par l'expression de souffrance de la face, sont
évidemment arrachés par la douleur.

La fréquence plus grande des convulsions dans
l'hydrocéphale aiguë, ne peut aussi être rapportée qu'à la différence d'âge ; ce qui le prouve,
c'est que plus les enfans sont jeunes, plus les
convulsions se font remarquer ; qu'on les voit
diminuer au fur et à mesure qu'ils avancent en
âge, et qu'elles seules souvent caractérisent l'inflammation du cerveau chez les très-jeunes sujets.

Enfin, c'est encore à la différence qui existe dans la vitalité du cerveau de l'enfant, comparé à celui de l'adulte, que j'attribue la disposition plus grande à l'assoupissement chez le premier : ce qui tient probablement à la même cause qui lui donne plus de propension au sommeil. Je ne vois en effet aucune lésion du cerveau qui pourrait autrement l'expliquer. Vainement voudrait-on faire dépendre cette différence de l'hydropisie des ventricules, qu'on croit plus fréquente chez les enfans, car nous avons déjà vu que l'assoupissement ne dépend pas essentiellement de cette cause ; ensuite qu'on lise toutes les observations des maladies auxquelles Pinel a donné le nom de fièvre ataxique, de lente nerveuse, de cérébrale, et qui ont pour sujets des adultes ; bien plus, qu'on examine toutes celles que Morgagni a rapportées dans ses 4e, 6e, 7e, 8e, 9e, 10e et 11e lettres, sous les noms d'apoplexie séreuse, de maladie soporeuse, de phrénésie, de manie, d'épilepsie, de convulsions et de paralysie, c'est-à-dire de presque toutes les affections qui frappent l'encéphale, et l'on en trouvera très-peu qui ne présentent pas d'épanchement de sérosité : pas plus proportionnément que dans la maladie décrite sous le nom d'hydrocéphale aiguë ; car il n'est pas rare, comme nous l'avons déjà prouvé, de trouver dans celle-ci les cavités de l'arachnoïde dans l'état de vacuité.

Mais nous sommes fortement portés à croire que la dilatation des pupilles, leur oscillation et leur insensibilité, le strabisme, la rotation du globe de l'œil et tous les mouvemens convulsifs de cet organe, phénomènes qu'on observe plus particulièrement chez les enfans, et qui annoncent la lésion des nerfs oculaires, dépendent de ce que la base du cerveau est plus souvent affectée chez eux que chez les adultes. D'après les recherches que j'ai faites, j'ai trouvé que sur soixante cas d'encéphalite avec inflammation des méninges par causes internes, chez des sujets qui n'avaient pas passé douze ans, il y en avait quarante-cinq dans lesquels il existait des traces de phlegmasie à la base du cerveau, tandis que sur le même nombre de cas chez les adultes, je n'en ai observé que vingt-huit.

Qu'on prenne donc en considération que cette inflammation de la base du cerveau est plus fréquente chez les enfans que chez les adultes ; mais surtout qu'on réfléchisse aux changemens que l'âge détermine dans la vitalité des organes, d'où doivent nécessairement résulter des modifications importantes dans les sympathies, et principalement dans l'influence de la puissance cérébrale ; qu'on tienne compte aussi, et du degré de la maladie, et des variations que les tempéramens, les constitutions, le sexe apportent dans la susceptibilité des organes et des tissus organiques, et l'on aura la certitude qu'on a fait des affections distinctes d'un même état morbide, selon qu'on le considérait aux différentes époques de la vie.

HISTOIRE DE LA MÉNINGO-CÉPHALITE DES ENFANS.

CAUSES.

Tous les organes, tous les tissus organisés, peuvent devenir le siége de l'inflammation; mais cet état pathologique s'y développera d'autant plus facilement, et y aura d'autant plus d'empire, qu'ils y seront disposés par un excès de vitalité, que caractérise le plus souvent l'exaltation de leurs fonctions. Pour le cerveau, cette disposition est annoncée, chez l'enfant, par une grande sensibilité qui le rend vif, irritable; par une grande activité des sens et une intelligence précoce qui coïncident le plus souvent avec un volume considérable de la tête. Cette disposition morbide, due à l'organisation, et par conséquent transmissible, comme celle de tout autre organe, par la voie de génération, explique comment on voit souvent plusieurs enfans d'une même famille succomber victimes de cette maladie.

Les causes déterminantes de cette affection sont

infiniment variées ; les plus fréquentes sont les violences exercées sur la tête, la suppression d'écoulemens purulens, dépendans de phlegmasies cutanées, comme ceux qu'on observe si souvent aux yeux, derrière les oreilles ; ce sont des produits organiques développés dans le cerveau ou sur ses membranes, comme des tubercules, des hydatides, des végétations de la dure-mère ; c'est une trop forte excitation du cerveau due à un travail intellectuel ou à des sensations fortes et prolongées transmises par les sens ; mais surtout l'influence sympathique que peut exercer sur l'encéphale tout organe, tout tissu organique enflammés, et principalement l'estomac et l'intestin grêle. Je ne crois pas exagérer en avançant que les deux tiers des méningo-céphalites ne reconnaissent d'autres causes qu'une inflammation gastro-intestinale.

DESCRIPTION.

La plupart des auteurs qui, sous le nom d'hydrocéphale aiguë et d'autres dénominations, ont décrit la méningo-céphalite des enfans, l'ont divisée en plusieurs phases ou périodes. Les uns, à l'exemple de Whitt, se fondent uniquement sur les variations que le pouls présente dans le cours de la maladie ; les autres, sur des changemens qui s'opèrent dans sa marche et ses symptômes. Mais ces divisions me paraissent toutes arbitraires et inutiles : arbitraires, parce que très-souvent elles n'existent pas, que les symptômes se confondent, que presque toujours cette affection varie selon l'âge, la constitution, la susceptibilité des organes, mais surtout d'après les moyens curatifs que l'on emploie, le siége et la nature des maladies qui les compliquent si fréquemment, et enfin, d'après le degré et l'étendue de l'inflammation qui la constitue; et elles sont inutiles, en ce qu'elles n'offrent aucune indication particulière pour le traitement.

L'état d'irritation qui se déclare d'abord, celui de collapsus qui survient ensuite, seraient peut-être les seuls qui pourraient servir de base à une division de cette maladie; encore les voit-on assez souvent se confondre, sans qu'il soit possible de saisir la cause de cette anomalie.

Lorsque la méningo-céphalite est idiopathique et sans complication, quelques phénomènes morbides précèdent quelquefois de plusieurs jours l'apparition des symptômes qui la caracté-risent : ce sont des rêves pénibles, des réveils en sursaut, des mouvemens brusques et convulsifs de tout le corps pendant la nuit; dans la journée, toutes les fonctions paraissent encore se faire régulièrement; cependant on observe souvent quelques changemens dans le caractère de l'enfant ; il devient moins actif, perd de sa gaîté, pleure et se fâche sans raison.

Mais le plus souvent la phlegmasie cérébrale se déclare inopinément ; elle s'annonce ordinairement par la céphalalgie, la tendance au sommeil, la perte de l'appétit, des vomissemens et quelquefois des convulsions qui se répètent après des intervalles plus ou moins longs et que provoque la moindre excitation.

Selon le degré d'inflammation du cerveau, les symptômes s'aggravent plus ou moins vite ; ainsi l'on voit de jour en jour, ou de moment en moment, la céphalalgie s'accroître et prendre un tel caractère d'acuité qu'elle ne laisse plus un instant de repos. C'est par des cris, en roulant sa tête sur l'oreiller, en portant ses mains vers le siége de sa maladie, que l'enfant exprime sa souffrance, que n'interrompt pas même le sommeil ou l'assoupissement. On le voit aussi souvent dans une agitation continuelle de tout le corps : en même temps les pupilles se contractent, les yeux deviennent sensibles à la lumière, à laquelle le petit malade cherche à se soustraire en s'enfonçant dans son lit, et l'assoupissement, le phénomène le plus caractéristique de la maladie, se prononce ; d'abord léger et de peu de durée, il devient graduellement et plus long et plus profond : toutefois il cesse par intervalle, interrompu par l'excès même

de la céphalalgie. C'est aussi dès le commencement de la maladie qu'on observe le désordre des
fonctions du système musculaire, d'autant plus
prononcé que l'enfant est plus jeune; il s'annonce
ordinairement par des mouvemens désordonnés
du globe de l'œil, que les muscles convulsés rou-
lent dans toutes les directions et surtout sous la
voûte de l'orbite; par des secousses convulsives
d'un membre ou de tout le corps, qui entre même
parfois tout-à-fait en convulsions; par les spasmes
cloniques et toniques des muscles de la face et
surtout des masséters, ce qui détermine des grincemens de dents; et c'est principalement pendant
le sommeil ou l'assoupissement que se font remarquer ces désordres du système musculaire de
la vie de relation. Ce n'est pas seulement dans leur
irritabilité que les muscles sont mis en jeu dans
cette cruelle maladie, leur sensibilité s'exalte aussi
parfois au point de rendre tous les mouvemens
douloureux : aussi voit-on les malheureux enfans
pousser des cris dès qu'ils s'aperçoivent qu'on
veut les remuer. La respiration est souvent irrégulière, et suspirieuse, plaintive pendant l'assoupissement; la circulation varie : souvent accélérée
au début de la maladie, elle se ralentit ensuite, en
présentant des irrégularités dans sa force et sa
fréquence. La peau est parfois très-sensible, et sa
chaleur souvent inégalement répartie, mais plus
élevée à la tête qu'en tout autre endroit du corps.

La face offre non-seulement de fréquentes alternatives de rougeur et de pâleur, mais elle se colore encore inégalement, rougissant d'un côté et se décolorant de l'autre. Les carotides battent avec force, et la constipation est constante, à moins qu'il n'y ait inflammation du colon ; encore s'observe-t-elle fréquemment malgré cette phlegmasie.

Cependant, au milieu de ce désordre extrême des fonctions, les facultés de l'entendement s'éloignent souvent peu de l'état naturel, si l'âge ne les a pas encore bien développées. On n'observe ordinairement, quand l'enfant sort de l'assoupissement, qu'un léger trouble dans ses idées, souvent suite des rêves effrayans qui l'agitent encore, et qu'on dissipe facilement en fixant son attention ; quelquefois il est sans connaissance, mais jamais on ne remarque cette persévérance, cette fixité de délire qu'occasionne l'inflammation de l'appareil cérébral chez l'adulte ; seulement l'enfant est irritable, crie dès qu'on lui parle, ou qu'on en exige quelque chose ; ou bien il est triste, sa physionomie exprime la souffrance, et il voit avec indifférence les personnes qu'il affectionnait le plus. Cependant, cet état moral n'existe pas toujours : le petit malade est quelquefois calme, conserve toute la douceur de son caractère, et se livre, dans l'intervalle de l'assoupissement, à quelques jeux, qu'interrompt bientôt le retour des accidens.

Tels sont les phénomènes morbides qui caractérisent les premiers temps de la maladie. Mais au fur et à mesure qu'elle fait des progrès, les symptômes d'irritation diminuent, et ceux de collapsus s'aggravent; ainsi les vomissemens cessent, les convulsions générales deviennent de plus en plus rares, et l'on n'observe plus que quelques mouvemens spasmodiques partiels, bornés aux muscles de l'œil et de la face. Déjà, par suite de la profonde atteinte portée à sa vitalité, le cerveau ne perçoit plus aussi facilement la douleur; les cris, l'agitation de la tête diminuent ou cessent entièrement; la dilatation des pupilles encore oscillantes remplace leur contraction; les paupières ne se relèvent plus qu'avec peine; la déglutition devient difficile, la respiration plus lente et plus irrégulière, le pouls aussi perd de sa fréquence, hors le temps des paroxismes, qu'annonce le plus souvent une vive coloration de la face. Des spasmes toniques succèdent aux mouvemens convulsifs des muscles; de là, le renversement de la tête en arrière, le regard fixe, le strabisme, le trismus, les contractions d'un ou plusieurs membres, et quelquefois la raideur tétanique de tout le corps. L'assoupissement devient plus profond et se prolonge davantage; le malade n'en sort plus qu'une ou deux fois dans la journée : alors ses traits sont profondément altérés et expriment la stupeur. Cependant il n'est pas encore rare de voir, dans ces intervalles d'assoupissement, l'enfant reprendre presque sa physionomie ordinaire, jouer, exprimer le désir de manger, et la plupart des symptômes diminuer et disparaître au point que les parens et le médecin, que l'expérience n'a point encore instruit de la marche insidieuse de la maladie, renaissent à l'espoir, qu'ils ne tardent pas à perdre ; mais auquel ne se livre point le praticien éclairé, en voyant seulement les pupilles rester dilatées, et le regard insolite, symptôme qui se maintient presque toujours pendant cette trompeuse amélioration.

Enfin, la maladie approche de son terme fatal. La tête se renverse en arrière ; les paupières à demi paralysées ne recouvrent qu'à demi le globe de l'œil, qui n'exécute plus que de faibles mouvemens ; les pupilles fortement dilatées sont insensibles ; les yeux deviennent chassieux, perdent leur éclat, se recouvrent d'une couche albumineuse ; leurs cornées quelquefois se ramollissent, s'ulcèrent par suite de l'inflammation dont elles ont été le siége ; la déglutition devient impossible ; la bouche est tirée d'un côté par l'effet de la paralysie des muscles du côté opposé ; la perte des mouvemens frappe bien souvent aussi quelques membres, tandis que d'autres restent contractés ; l'état comateux ne permet plus au cerveau de percevoir les impressions les plus fortes ; enfin, la gêne de la respiration, qui devient stertoreuse, l'injection veineuse de la peau, surtout à la face, qui est souvent alors œdématiée, la sortie par la bouche et par les narines du mucus des bronches, chassé par les colonnes d'air expiré, sous forme d'écume, souvent sanguinolente, ne tardent pas à mettre fin à cette longue scène de douleur, que termine aussi par fois un accès de convulsion.

Tels sont les symptômes que présente souvent la méningo-céphalite des enfans et l'ordre dans lequel ils se succèdent; mais plus souvent encore un plus ou moins grand nombre de ces phénomènes ne se font pas observer, et l'ordre de leur marche est interverti. En effet, il est assez fréquent de voir, au commencement de la maladie, des symptômes qui ordinairement ne se font remarquer qu'à la fin, et à la fin quelques-uns de ceux qui apparaissent le plus souvent au début; ainsi, par exemple, on observera dès les premiers jours la fixité des yeux, l'assoupissement profond, la difficulté de la déglutition, le serrement tétanique des mâchoires, le renversement de la tête en arrière, tous symptômes que les auteurs rapportent à la troisième période ; tandis qu'on remarquera jusqu'à la fin les phénomènes qui diminuent et disparaissent à mesure que la céphalalgie fait des progrès, tels que les vomissemens, les convulsions générales et partielles, l'oscillation des pupilles, et surtout les rémissions caractérisées par la cessation de l'assoupissement et des principaux symptômes. Il n'est pas rare effectivement de voir succomber des malades peu d'heures après avoir repris connaissance, et offert l'apparence d'un heureux changement.

D'ailleurs, l'âge, la constitution des sujets, les maladies coïncidentes, et surtout le traitement, apportent de nombreuses et importantes modifications dans la marche, les symptômes et la durée de la méningo-céphalite.

Quand les enfans sont tout-à-fait en bas âge, ce n'est souvent que par des alternatives de convulsions et d'assoupissement que cette maladie se caractérise. Après sept ou huit ans, aux symptômes que nous avons énumérés, se joint presque toujours du désordre dans les facultés intellectuelles, d'autant plus prononcé, qu'elles sont plus développées, que l'inflammation est plus aiguë et le sujet plus vigoureux.

Lorsque l'enfant est fort, sanguin, l'inflammation cérébrale prend un caractère plus grave, devient plus promptement et plus sûrement mortelle, et présente une grande confusion dans ses symptômes. Chez les enfans faibles, de constitution nerveuse, quoique le désordre des fonctions du système musculaire soit plus prononcé, la maladie marche moins rapidement à sa fin, et offre au traitement plus de chances de succès.

De toutes les complications de la méningo-céphalite, l'inflammation gastro-intestinale est la plus fréquente, et celle qui, après les produits anormaux, développés dans le cerveau, exerce sur elle la plus fâcheuse influence. Toujours elle en accélère la marche, modifie la circulation qu'elle précipite, donne plus d'intensité aux paroxismes, augmente la chaleur de la peau, excite la soif, qui est ordinairement nulle sans cette complication, et remplace quelquefois la constipation par la diarrhée, si l'inflammation s'étend au gros intestin.

La phlegmasie des bronches et des poumons, en provoquant la toux, détermine des congestions sanguines sur le cerveau qui alimentent l'inflammation de cet organe ; elle modifie toujours aussi la respiration, que souvent elle accélère.

Les produits organiques, tels que les tubercules, les encéphaloïdes, qui se forment dans le cerveau et sous l'influence desquels l'inflammation de cet organe se développe, ajoutent aussi aux symptômes de la maladie quelques phénomènes morbides qui leur sont particuliers, et la mettent au-dessus des ressources de l'art, en entretenant l'inflammation qui la constitue.

Mais les modifications que l'âge, la constitution, les maladies coïncidentes déterminent dans l'inflammation du cerveau, sont elles-mêmes modifiées par le traitement, qui accélère, retarde ou arrête la marche de la maladie, selon qu'il est bon, mauvais ou insuffisant.

D'après ces considérations, on peut bien juger que la durée de la méningo-céphalite doit varier infiniment ; on la voit en effet persévérer depuis trois jusqu'à quarante jours. Cependant, c'est le plus souvent du huitième au vingtième qu'elle se termine.

LÉSIONS ORGANIQUES DE L'APPAREIL CÉRÉBRAL.

Quoique les lésions matérielles, que la méningo-céphalite détermine dans l'appareil encéphalique, se présentent dans des nuances d'intensité et d'étendue trop rapprochées pour qu'on puisse établir entre elles des divisions bien marquées, nous ferons toutefois connaître celles qui appartiennent à des degrés, fort, faible, ou modéré d'inflammation. Nous parlerons d'abord des altérations que présentent les membranes, et ensuite de celles qui siégent dans la substance cérébrale.

LÉSIONS DES MÉNINGES.

La dure-mère n'offre pas ordinairement d'altérations ; quand il en existe, elles dépendent le plus souvent d'inflammations anciennes ; mais ses sinus sont assez souvent engorgés.

L'arachnoïde de la convexité se présente quelquefois dans l'état normal ; mais, dans le plus grand nombre de cas, elle porte des traces de phlegmasie ; il en est une entre autres à laquelle on ne fait souvent point attention, ou dont on ignore l'importance ; c'est sa sécheresse. Baignée dans l'état naturel, comme l'a prouvé M. Magendie, par de la sérosité limpide, cette membrane ne se dessèche que par l'effet de l'inflammation, légère sans doute, quand c'est la seule altération qu'elle offre, mais qu'on ne doit cependant pas négliger de signaler. A la sécheresse de l'arachnoïde, se joint le plus souvent la perte plus ou moins complète de sa transparence ; il faut quelquefois, pour s'en apercevoir, enlever une partie de la membrane, et l'examiner au grand jour. La sécheresse, jointe à la perte de la transparence de cette méninge, indique déjà l'existence d'une inflammation plus prononcée, dont la gravité doit être jugée d'après l'étendue très-variée de ces altérations.

Mais c'est plus particulièrement dans le tissu cellulaire sous-arachnoïdien, plus riche en vaisseaux sanguins que l'arachnoïde, que l'on observe les traces les plus marquées de méningite. Il se trouve très-fréquemment infiltré surtout le

long des principaux vaisseaux, de sérosité lactescente, de fluides séro-gélatineux, séro-purulent ou de pus, tous produits d'inflammation à
différens degrés, et vivement injecté et épaissi,
principalement dans les parties qui s'enfoncent
dans les anfractuosités du cerveau. Quand l'inflammation a été très-aiguë, le pus est concret
et sous forme de plaques, ou étendu en membrane dans laquelle, comme je l'ai vu une fois,
des vaisseaux peuvent s'organiser. Dans ces cas,
le tissu cellulaire sous-arachnoïdien s'unit plus
ou moins intimement à l'arachnoïde au moyen
de fausses membranes, formées par les fluides
sécrétés, et souvent aussi à la substance même
du cerveau, auquel il a communiqué son inflammation.

Ces altérations, qu'on rencontre fréquemment
sur les méninges de la convexité, se font plus
souvent encore remarquer à la base. C'est ordinairement dans les scissures de Sylvius, dans le
carré des nerfs optiques, et dans l'espace qui le
sépare de la protubérance annulaire, qu'on les
observe. Par fois elles s'étendent dans les ventricules par le foramen de Bichat ; on trouve ordinairement dans ce cas les plexus choroïdes injectés, épaissis, couverts de granulations ou de
pus.

Comme nous l'avons déjà dit, ces altérations
des méninges, qui quelquefois sont très-étendues,

sont par fois tellement bornées, qu'il faut être bien exercé dans les recherches d'anatomie pathologique pour les découvrir et aussi pour en apprécier la valeur.

Outre les lésions dont nous venons de parler, on remarque assez fréquemment sur les méninges des suffusions sanguines plus ou moins étendues que nous ne considérons pas comme le produit de l'inflammation. Nous les avons en effet souvent observées chez des individus qui n'avaient offert aucun symptôme cérébral. J'en ai vu aussi sur des animaux morts rapidement à la suite d'expériences qui n'avaient point intéressé le cerveau. D'ailleurs, les parties où elles siégent n'offrent pas ordinairement non plus le caractère de l'inflammation ; on conçoit cependant qu'elles pourraient coïncider avec cet état morbide.

LÉSIONS DU CERVEAU.

A l'extérieur, le cerveau n'offre assez souvent aucune altération ; mais bien souvent aussi il en présente auxquelles on ne fait point attention : tel est l'affaissement de ses circonvolutions dû à sa pression contre le crâne, soit par l'effet des fluides épanchés dans les cavités de l'arachnoïde, soit par l'effet de l'orgasme, du gonflement inflammatoire dans lequel il était pendant la maladie ; telle est aussi l'injection capillaire de la substance grise qui, selon son degré, la fait passer du rose pâle au rouge vif. Rien de plus fréquent que de voir cette lésion méconnue, ou échapper aux recherches quand elles ne sont pas faites avec soin ou par des personnes exercées. Rarement cette altération du cerveau manque quand le tissu cellulaire sous-arachnoïdien est fortement injecté ; mais on peut l'observer aussi sans lésion des méninges.

Il est encore une lésion organique assez fréquente de la superficie du cerveau : c'est le ramollissement, ordinairement d'un brun rouge, piqueté de sang, qui existe dans les points où la substance corticale a contracté des adhérences avec les méninges ; la substance cérébrale environnante est ordinairement dans ces cas plus ou moins injectée.

Les altérations que la substance médullaire offre le plus souvent, sont l'engorgement de ses vaisseaux, desquels découlent des gouttes de sang quand on coupe le cerveau à la manière ordinaire ; une injection très-fine qu'on reconnaît aux diverses teintes de rouge que présente alors la substance blanche, et le piqueté rouge que je regarde comme le produit d'une inflammation avancée. Ces altérations peuvent être répandues dans tout le cerveau : cependant elles sont plus

souvent bornées à une partie plus ou moins étendue de cet organe.

Ce n'est pas toujours à de simples changemens
de couleur que l'inflammation borne ses effets
dans le cerveau ; elle en attaque fréquemment
la texture qu'elle resserre ou relâche selon le
degré de gravité, et peut-être bien aussi d'après
des circonstances qui nous sont inconnues.

Rien n'est effectivement plus fréquent que de
voir la substance cérébrale plus ferme, plus consistante que dans l'état naturel. Cette altération,
qui est aujourd'hui regardée avec raison comme
le produit d'une inflammation modérée, est
quelquefois bornée à une partie plus ou moins
grande du cerveau ; mais d'autres fois elle est
étendue à tout cet organe avec ou sans injection.

Outre le ramollissement qu'on observe, comme
nous l'avons dit, à la superficie du cerveau, et
qui est le plus souvent la suite de l'inflammation
communiquée par les méninges, on en rencontre
très-fréquemment dans les parties moyennes, intéressant en totalité ou en partie le corps calleux,
le septum lucidum, la voûte à trois piliers ou les
parois des ventricules. Ce ramollissement a le
plus souvent une teinte rosée, grise ou jaunâtre,
dépendante du mélange, dans des proportions
variées, du sang, du pus avec la substance
blanche ou grise du cerveau, et dans ces cas on
ne peut douter du caractère inflammatoire de

cette lésion ; mais il arrive quelquefois que la substance cérébrale ramollie jusqu'à la diffluence est d'un blanc parfait, ne présentant pas la moindre trace de sang ou de pus, qu'on n'observe pas non plus dans les parties attenantes qui ont conservé leur consistance. La nature de cette lésion est peu connue. Son aspect éloigne toute idée d'inflammation ; tandis que l'analogie, et peut-être aussi l'ignorance des autres causes qui pourraient la produire, tendent à la rapporter à cet état morbide. Dans tous les cas, c'est à tort que quelques auteurs l'ont attribuée à l'infiltration de sérosité qui se trouve dans les ventricules : car ce ramollissement s'observe également quand ces cavités sont vides.

Enfin, quelquefois l'inflammation aiguë du cerveau détermine une autre lésion de cet organe : c'est une augmentation de volume, un état d'exubérance que MM. Goëlis, Laënnec et Jadelot ont considéré comme une hypertrophie. L'un deux même l'avait crue si fréquente, qu'il l'avait considérée comme la cause essentielle de l'hydrocéphale aiguë. On voit dans ce cas le cerveau faire irruption et déborder de toute part à l'ouverture du crâne.

Outre ces lésions qu'on observe dans le cerveau des enfans, dépendantes évidemment de l'inflammation aiguë de cet organe ou de ses annexes, on en rencontre aussi qui ont été déterminées

par une phlegmasie ancienne et qui par conséquent ne se rattachent pas essentiellement à la
maladie, quoiqu'elles puissent en être la cause
terminante : tels sont les tubercules, les squirres,
les cancers, les indurations, les abcès enkystés
ou non enkystés, les kystes sanguins ou contenant des vers, les ulcères, les fungus de la
dure-mère et les épaississemens de l'arachnoïde
et de la pie-mère. Toutefois ces lésions organiques sont fort rares chez les enfans, à l'exception
des tubercules qui, au contraire, compliquent
très-fréquemment chez eux la méningo-céphalite, ce qui me porte à en dire un mot, d'autant
plus qu'ils ont été pour moi l'objet de recherches
particulières.

Le tubercule du cerveau est un corps arrondi, -
d'un blanc gris ou jaunâtre, dur quelquefois
jusqu'à présenter la densité du cartilage, n'offrant
aucune trace de vaisseaux sanguins, renfermant
assez souvent des matières crétacées, calcaires,
osseuses ; il est ordinairement recouvert d'une
membrane très-mince qui n'est que du tissu cellulaire; par fois il est enveloppé d'un kyste blanc
sans vaisseaux sanguins apparens. Après un temps
indéterminé le tubercule se ramollit ; ce travail
ne paraît pas, en effet, dépendre de l'époque de
sa formation, car on en observe en fonte qui sont
très-petits, tandis que de très-volumineux restent
durs.

C'est ordinairement sur les méninges que le tubercule prend naissance ; c'est de là qu'il s'enfonce dans la substance cérébrale. Lorsqu'il est très-petit, on ne trouve le plus souvent autour de lui aucune injection sanguine ; mais il est déjà recouvert d'un tissu cellulaire très-délié et finement injecté. Quelquefois on lui trouve deux de ces enveloppes ou kystes. A mesure qu'il grossit, le tubercule refoule la substance cérébrale et finit par l'enflammer. Alors on la trouve injectée, ramollie; mais quelquefois aussi, par l'effet d'un travail inflammatoire beaucoup plus lent, elle est indurée et comme squirreuse.

Tout indique, le plus souvent, qu'un travail inflammatoire préside à la formation des tubercules cérébraux. La plupart des sujets sur lesquels on les observe ont éprouvé des douleurs de tête opiniâtres, intermittentes, des vomissemens ; ils deviennent très-irritables au physique comme au moral, et sont souvent attaqués de convulsions. C'est ordinairement dans cette première période de la maladie que l'inflammation du cerveau passe tout-à-coup à l'état aigu. Si le tubercule parcourt librement sa marche, après une durée plus ou moins longue et qui embrasse quelquefois plusieurs années, la plupart des symptômes d'irritation diminuent, et il survient graduellement de la faiblesse dans les membres d'un côté du corps, qui finissent par être complètement paralysés ; mais

sujets à des contractures souvent très-douloureuses. Il existe ordinairement alors une diminution sensible dans les facultés intellectuelles (1).

C'est à tort que M. Rostan avance que les tubercules cérébraux sont des maladies peu com-
munes, car on les observe très-fréquemment chez
les enfans; mais ils deviennent plus rares chez les
adultes, et très-rarement on en observe après
quarante ans. C'est l'inverse pour le squirre et
l'encéphaloïde, qui sont très-rares chez les jeunes
sujets. M. Guersent me disait, en 1825, n'avoir
encore observé que deux fois le cancer chez des
enfans.

Ce n'est guère que d'après l'âge des malades
qu'on pourrait à peu près juger de quelle nature
est le produit pathologique développé dans le
cerveau, puisque c'est par les mêmes symptômes
que le squirre, le cancer et les tubercules s'annoncent.

(1) Ceci n'est pas constant. Je vis ouvrir, le 29 août 1824,
à l'hôpital des Enfans, une fille de douze ans chez laquelle
on trouva un hémisphère du cerveau complètement en-
vahi par une masse tuberculeuse. Pendant dix-neuf mois
cette enfant avait été tourmentée par des maux de tête
cruels et de fréquens accès de convulsions; mais depuis la
mi-mars, c'est-à-dire plus de cinq mois avant sa mort, tous
les symptômes d'irritation cérébrale s'étaient dissipés, et
avaient été remplacés par une hémiplégie avec contractures

Pour compléter l'histoire des lésions que la méningo-céphalite des enfans détermine dans les méninges, il me reste à parler des épanchemens séreux qui se forment dans les cavités de l'arachnoïde, et qui sont bien souvent dus à l'inflammation de cette membrane de la base du cerveau. D'après les recherches de M. Magendie, il est certain qu'on ne doit considérer cet épanchement comme l'effet d'un état morbide que lorsqu'il est un peu considérable, puisque dans l'état naturel les cavités arachnoïdiennes contiennent toujours une certaine quantité de sérosité.

C'est plus particulièrement dans les ventricules latéraux que les épanchemens s'opèrent : et la sérosité qui les forme se présente dans des états différens selon que l'arachnoïde ventriculaire, les plexus choroïdes, les parois des ventricules et les parties moyennes sont ou non dans l'état normal. Dans le premier cas, le liquide est d'une limpidité parfaite; quand au contraire les plexus choroïdes et l'arachnoïde qui tapisse les ventricules ont été enflammés, elle est plus ou moins trouble, lactescente, contenant des débris de membranes et des flocons albumineux qu'il ne faut pas confondre avec le détritus de la substance cérébrale qu'on

douloureuses des membres paralysés et dilatation des pupilles; mais les sens et les facultés intellectuelles étaient restés parfaitement libres jusqu'à la mort.

voit aussi flotter dans ce liquide quand les parois des ventricules ou les parties moyennes sont ramollies et diffluentes ; en outre de ces altérations, la sérosité est quelquefois aussi colorée par le sang.

Nous allons maintenant rapporter quelques observations qui prouveront que nous n'avons rien dit qui ne soit l'expression des faits.

HUITIÈME OBSERVATION.

Sept ans ; céphalalgie ancienne passant tout-à-coup à l'état aigu quand surviennent des symptômes gastriques ; dilatation des pupilles, cris, agitation continuelle de la tête, yeux sensibles à la lumière. *Saignée du pied ;* un peu de calme ; puis retour des accidens ; alors irrégularité de la respiration et de la circulation, difficulté de la déglutition, délire, assoupissement, coma, mort. *Autopsie cadavérique :* traces d'inflammation du cerveau et des méninges ; gastro-entérite.

Catherine Salandre, âgée de sept ans, cheveux et sourcils châtains, jouissant habituellement d'une bonne santé, se plaignait depuis deux ou trois mois de douleurs de tête, qui revenaient par intervalles, surtout quand on la peignait, lorsque, dans les derniers jours de juillet de 1824, la céphalalgie prit un caractère aigu ; il survint des douleurs de ventre, des vomissemens et l'appétit se perdit. Le 4 août, la malade entra à l'hôpital des Enfans présentant l'état suivant : langue gonflée, un peu sèche, pouls fréquent (110 puls.), inégal; respiration régulière; ventre indolent; chaleur de la peau naturelle; douleur forte rapportée au front et revenant par intervalle; légère dilatation des pupilles; sensibilité des yeux; facultés intellectuelles parfaitement libres. *Presc. : hydromel; julep huileux; lavement; pédiluves.* Le soir, la céphalalgie augmente, elle arrache des cris à la malade; il survient des vomissemens; le pouls est plus fréquent, et la peau s'échauffe. On pratique une saignée du pied de deux palettes, qui amène un soulagement très-sensible jusqu'à deux heures du matin; mais alors les vomissemens et la céphalalgie reparaissent.

Le 5, le pouls est moins accéléré (60 à 70 puls.), mais il est irrégulier dans sa force et sa fréquence; la langue est rouge et humide; les yeux sont sensibles à la lumière, les pupilles plus dilatées; la pression de l'épigastre n'éveille aucune douleur; la céphalalgie frontale revient toujours par accès; il y a de la somnolence et de la constipation. *Presc. : douze sangsues derrière les oreilles; compresses imbibées d'eau froide sur le front; six grains de calomel à prendre en deux fois; sinapismes aux pieds; diète.*

Le 6, le pouls est plus fréquent, mais plus régulier; la malade se plaint beaucoup moins de douleurs de tête, mais elle souffre du ventre, qui est maintenant un peu sensible à la pression; la langue est toujours rouge sur ses bords : dans le reste de son étendue, elle est fortement chargée d'un enduit jaunâtre; somnolence, une selle provoquée par le calomel. *Six grains de calomel en trois doses.* Le soir, il survient une exacerbation très-marquée; la fièvre est vive; la respiration suspirieuse. On *tire du bras une palette de sang.*

Le 7, plaintes continuelles pendant la nuit, déterminées par la douleur de tête. Le matin, la face est pâle et tirée; le pouls fréqueut, petit, inégal; la respiration lente et d'une irrégularité très-marquée; l'assoupissement est profond; toutefois, quand on en retire la malade, elle continue à répondre juste aux questions qu'on lui adresse; la langue est moins rouge et le ventre insensible à la pression; la constipation persiste. *Presc. : calomel et jalap, de chaque douze grains en six paquets; deux vésicatoires aux jambes; boissons gommeuses.*—Dans la journée la malade vomit plusieurs fois.

Le 8, pommette droite colorée; plaintes continuelles, toujours déterminées par la douleur rapportée au front; sans cesse elle agite la tête; les yeux sont très-mobiles et se portent souvent sous la voûte de l'orbite; les pupilles sont plus dilatées que les jours précédens, en conservant

leur sensibilité ; la langue est pâle, humide ; l'é-
pigastre insensible, même à une forte pression ;
la chaleur de la peau est naturelle, la respiration
toujours lente et inégale, le pouls plus fréquent,
faible, mais sans irrégularité marquée ; les facultés intellectuelles restent libres.

Le 9, yeux ternes, fixes, tournés sous la voute
orbitaire ; face pâle ; affaissement général ; alternatives de plaintes et d'assoupissement ; pouls
irrégulier (76 à 84 puls.); respiration excessive-
ment lente ; tête portée de côté ; déglutition difficile ; léger trouble des facultés intellectuelles.

Le 10, la respiration est d'une lenteur remarquable ; cinq ou six inspirations au plus par minutes : elles sont profondes, suspirieuses ; l'expi-
ration paraît causer de la douleur ; la malade ne
cesse d'être agitée, lorsqu'elle n'est pas assoupie ; les bras, la tête, sont dans un mouvement
continuel ; elle accuse de violentes douleurs dans
cette dernière partie ; le ventre est aussi très-
douloureux ; la langue est sèche, rose ; les dents
sont fuligineuses ; les pupilles dilatées et oscillantes ; les forces diminuent sensiblement ; re-
ponses très-lentes, mais justes aux questions
qu'on lui adresse ; point d'évacuation. *Presc. :
quatre grains d'émétique dans une infusion de
feuilles d'oranger, à prendre par cuillerée de
deux heures en deux heures ; sinapismes aux
jambes ; vésicatoire à la nuque.*

Le 11, délire pendant la nuit. Le matin, les yeux sont fixes; la langue est plus rouge et gonflée; la respiration est moins lente, irrégulière, offrant un assez long repos après sept ou huit inspirations; la tête est portée en arrière; le pouls est petit, irrégulier (112 puls.), l'assoupissement profond; deux selles depuis la veille. *Presc. : six grains d'émétique dans une potion édulcorée à prendre de la même manière que la veille.* Plusieurs vomissemens dans la journée et dans la nuit.

Le 12, pâleur générale; yeux fixes et ternes; respiration accélérée et présentant toujours l'irrégularité de la veille; état comateux; pouls tout-à-fait insensible. A onze heures du matin, mort sans convulsions.

Autopsie cadavérique, le 14, à dix heures du matin.

Appareil sensitif interne.—Arachnoïde cérébrale sèche; point d'infiltration dans le tissu cellulaire sous-jacent; vaisseaux superficiels un peu gorgés de sang, surtout à gauche; substance cérébrale des hémisphères très-ferme; circonvolutions légèrement déprimées; épanchement considérable de sérosité limpide dans le ventricule gauche, moins dans le droit; ramollissement du septum lucidum, ainsi que de la voûte à trois piliers;

plexus choroïdes dans l'état naturel ; un peu de sérosité dans le troisième ventricule , au fond duquel on observe des stries rouges adhérentes à la substance cérébrale ; infiltration sanguine considérable , avec un léger épanchement de sang dans les méninges de la base, plus prononcée sous l'hémisphère gauche , et la protubérance annulaire ; la partie de la substance cérébrale à laquelle elle adhère est fortement injectée ; le mésocéphale est lui-même très-injecté et ramolli ; la couche des nerfs optiques est rouge dans toute son épaisseur ; les membranes sont très-injectées dans les deux scissures de Sylvius ; rien de plus particulier dans le cerveau.

Toute l'arachnoïde cérébelleuse présente une teinte opaque ; dans plusieurs points de son étendue, on observe des granulations blanches et trois petits corps arrondis, jaunâtres, adhérens à la substance du cervelet, qui paraissent être des tubercules commençans, autour desquels les vaisseaux sont injectés.

Appareil respiratoire. — Rien de particulier que l'adhérence des plèvres gauches.

Appareil digestif. — Ramollissement de presque toute la membrane muqueuse de l'estomac ; cette membrane est même détruite, dans une assez grande étendue, surtout dans sa grande courbure. Tout le duodénum et le jéjunum est d'un rouge pointillé ; arborisations nombreuses dans le reste de l'intestin grêle, avec quelques plaques rouges ; ganglions mésentériques rougeâtres ; quelques-uns sont gonflés, aucun n'est tuberculeux.

La douleur de tête long-temps éprouvée avant que la maladie ne débutât, porte assez à croire que le cerveau ou ses membranes ont été les parties primitivement affectées chez l'enfant sujet de cette observation, et que ce n'est qu'à la suite de l'inflammation cérébrale que les organes digestifs se sont phlogosés.

Cette affection a offert quelques particularités dignes de remarque, et qui justifient ce que nous avons dit au sujet des anomalies qu'elle présente souvent. Ainsi on a dû observer que la dilatation des pupilles s'est opérée dès les premiers jours, bien que les yeux fussent très-sensibles à la lumière, phénomène qui coïncide ordinairement avec leur contraction. On a dû aussi remarquer qu'elle n'a présenté aucun de ces intervalles de mieux qu'elle offre si souvent. C'est une circonstance qu'on remarquera dans presque toutes les observations que nous rapporterons, et qui tient à ce que dans la plupart la phlegmasie cérébrale est compliquée d'autres inflammations qui en activent la marche, et que les rémissions bien sensibles et un peu prolongées, n'ont lieu que lorsque le cours de l'affection du cerveau n'est pas trop rapide.

La circulation et la respiration se sont fait remarquer par leur irrégularité, et la dernière de ces fonctions par une extrême lenteur. Il serait intéressant de connaître la cause de ces phénomènes morbides, que n'expliquent pas d'une manière satisfaisante les désordres matériels observés à la base, puisqu'ils coïncident fréquemment avec l'intégrité parfaite de cette partie du cerveau.

On a vu quelle fâcheuse influence a eu l'administration de l'émétique; ce n'est que de ce moment qu'il est survenu du trouble dans les facultés intellectuelles qui, jusqu'alors, malgré l'intensité de l'inflammation du cerveau et des organes digestifs, étaient restées dans l'état naturel. C'est, je crois, à l'action de ce médicament qu'on doit en grande partie rapporter la gravité des lésions que l'estomac et l'intestin grêle ont présentées.

La sécheresse de l'arachnoïde de la convexité et l'engorgement de ses vaisseaux démontrent qu'elle avait été le siége d'une légère inflammation ; mais c'est principalement à la base où cet état morbide a causé le plus de désordres matériels; et ceux qui existaient dans la substance même du cerveau montrent assez quelle part active cet organe à prise à la maladie.

NEUVIÈME OBSERVATION.

Six ans : douleurs anciennes du ventre et de la tête prenant tout à coup un caractère aigu, auxquelles se joignent la sensibilité des yeux à la lumière, l'irrégularité de la circulation et de la respiration, des cris, la somnolence, l'assoupissement, le strabisme, l'oscillation des pupilles, la difficulté de la déglutition, la rétraction avec mouvemens convulsifs des extrémités thoraciques. Mort le 16e jour. — *Autopsie cadavérique :* traces d'inflammation des méninges et du cerveau ; gastro-entérite.

Julie, âgée de six ans, ayant peu d'embonpoint, la tête régulièrement conformée, entra le 4 juillet 1824 à l'hôpital des Enfans. Depuis trois mois, elle était sujette à des douleurs de tête et de ventre, et depuis huit jours, il était survenu de la fièvre et de fréquens vomissemens. Au moment de son entrée à l'hôpital, la malade est dans un état de somnolence ; les yeux sont sensibles à la lumière ; elle accuse des douleurs au front, qui par intervalle lui arrachent des cris ; la tête est penchée en arrière ; le pouls est irrégulier, fréquent ; la respiration suspirieuse et également irrégulière ; la langue gonflée, pointillée de rouge ; le ventre souple et un peu sensible à la pression. *Presc. : quinze sangsues derrière les oreilles ; lavement émollient.*

Le 15, le pouls est toujours irrégulier, mais il a baissé de fréquence, ne donnant plus que 56 à 60 pulsations ; la face est colorée, la chaleur de la peau naturelle. Retirée de l'assoupissement, la malade ne tarde pas à y retomber ; elle n'accuse plus de douleurs de tête, et cependant elle ne cesse de se plaindre, quand elle n'est pas assoupie. *Presc.* : *saignée du pied ; glace sur la tête ; hydromel.* On tire seulement un quart de palette de sang.

Dans l'après-midi, l'excitation augmente ; la malade est agitée, sa peau s'échauffe, sa figure se colore ; elle crie, surtout quand on lui applique la glace ; ses bras sont retractés, et ses mains fortement serrées. Le soir, paroxisme qui se prolonge dans la nuit.

Le 16, assoupissement profond ; strabisme convergent de l'œil droit ; respiration irrégulière ; ventre indolent ; langue moins rouge que les jours précédens. *Presc.* : *calomel préparé à la vapeur, douze grains en six fois ; frictions avec l'onguent mercuriel sur les côtés de la tête et du cou.* Dix à douze selles suivent l'administration du calomel, sans améliorer l'état de la malade. Le soir, il survient un fort paroxisme ; délire pendant la nuit.

Le 17, la malade est à peu près dans le même état que la veille ; les yeux sont souvent agités de mouvemens convulsifs ; la respiration est d'une irrégularité très-marquée, et l'assoupissement profond ; la langue est sensiblement plus rouge que les jours précédens. *On continue les frictions mercurielles ; huit sangsues sont appliquées derrière les oreilles.* Le sang coule abondamment ; nuit mauvaise.

Le 18, alternative d'un léger délire et d'assoupissement ; pouls fréquent (80 puls.), irrégulier ; respiration suspirieuse ; pupilles oscillantes ; langue rouge ; abdomen sensible à la pression ; déglutition encore assez facile. *Presc. : huit sangsues sur la région iléo-cœcale ; frictions mercurielles ; décoction de chiendent ; hydromel.*

Le 19, un peu de faiblesse dans le bras gauche ; yeux ternes ; respiration suspirieuse ; pupilles dilatées ; conjonctives injectées ; assoupissement ; plaintes ; langue nette, rose ; point de douleur par la pression du ventre. *Presc. : frictions mercurielles sur le tronc ; séton à la nuque.* Affaissement extrême pendant le reste de la journée ; nuit mauvaise.

Le 20, la malade est dans un assoupissement continuel et ne répond plus aux questions qu'on lui adresse. Elle éprouve des mouvemens convulsifs du bras droit ; ses yeux sont fortement dirigés à gauche, ses pupilles sont dilatées et toujours sensibles ; il n'est plus possible de la faire boire ; la chaleur de la peau est naturelle ;

la langue rose, humide et couverte d'un enduit blanchâtre ; constipation. *Presc. : chiendent ; hydromel ; frictions avec une once d'onguent mercuriel ; sinapismes aux pieds.*

Le 21, face colorée ; pouls petit, fréquent, régulier ; yeux à demi fermés ; pupilles dilatées, oscillantes ; contractions fréquentes des membres thoraciques ; strabisme ; déglutition impossible ; coma. *Bain de vapeur avec la décoction de fleurs de sureau dans le vinaigre ; vésicatoire aux jambes.*

Le 22, respiration suspirieuse ; rétraction des muscles fléchisseurs des extrémités inférieures ; face décolorée ; pouls petit et fréquent, sans irrégularité bien marquée ; strabisme ; pupilles dilatées, immobiles ; salivation ; tête portée en arrière ; coma d'où il est impossible de retirer la malade. *Frictions avec l'éther ; sinapismes aux pieds.* Pendant toute la journée, les mouvemens convulsifs des bras se continuent ; ils sont courts, mais souvent répétés. A dix heures et demie de la nuit, l'enfant sort de l'assoupissement, manifeste le désir de boire, prend avec peine quelques cuillerées de boisson, et meurt une demi-heure après.

AUTOPSIE CADAVÉRIQUE, le 26 au matin.

Appareil sensitif interne. — Sinus longitudinal supérieur vide, pas de caillot ; arachnoïde de la convexité un peu sèche en différens endroits ; injection des vaisseaux superficiels.

Substance cérébrale grise un peu injectée dans différens points ; substance blanche piquetée, d'une consistance ordinaire ; une once et demie de sérosité limpide dans les ventricules latéraux. Le septum lucidum, la voûte à trois piliers, et les parois des ventricules, n'offrent aucune altération. Infiltration gélatineuse à la base, en arrière de l'entrecroisement des nerfs optiques ; une couche purulente se fait observer vers la scissure de Sylvius gauche, et une plus considérable près du foramen, s'étendant vers la scissure droite ; la toile choroïdienne est un peu épaissie et injectée.

Appareil respiratoire. — Ganglions bronchiques assez volumineux, un d'eux tuberculeux; du reste rien de remarquable.

Appareil digestif. —La membrane muqueuse de l'estomac n'est pas sensiblement altérée, ne présentant que quelques arborisations ; plaques gauffrées, rougeâtres vers la valvule iléo-cœcale ; quelques follicules développées dans le gros intestin.

On peut considérer cette méningo-céphalite comme idiopathique; car l'inflammation de l'intestin grêle, la seule qui existât comme compli-

cation, était trop légère et trop bornée pou
qu'on pût croire qu'elle ait eu une influence mar
quée sur le développement et la marche de l'af
fection du cerveau : aussi cette affection a-t-ell
eu une durée plus longue que celle qu'elle a
ordinairement, quand elle coïncide avec un
gastro-entérite un peu aiguë.

On a observé chez cette enfant la marche e
les symptômes les plus caractéristiques de l'hy
drocéphale aiguë, et cependant le liquide que
contenaient les ventricules latéraux ne surpassai
guère en quantité celui qui y existe dans l'éta
naturel ; c'est une observation que nous auron
encore occasion de faire, bien qu'elle puisse
paraître inutile, après les considérations que
nous avons présentées, et les faits que nous avon
rapportés, pour prouver la non existence de
l'hydrocéphale aiguë, considérée comme maladie essentielle.

En faisant la description de la méningo-céphalite, nous avons dit que par fois une insidieuse
amélioration survenait peu d'heures avant la
mort : c'est précisément ce qui est arrivé ici. Il
y avait quarante-huit heures que cette enfant
était dans le coma, quand elle en sortit pour manifester le désir de boire et pour expirer peu de
momens après.

DIXIÈME OBSERVATION.

Sept ans : vomissemens, céphalalgie, cris, inégalité de
la respiration ; somnolence, assoupissement. *Affusion
d'eau à* 17°. Contraction des pupilles qui se dilatent ensuite et deviennent insensibles ; rougeur et pâleur alternatives de la face ; strabisme. *Moxa sur la tête ; potion
stibiée.* Déglutition difficile, conservation de l'intelligence jusqu'à la mort qui arrive le 12e jour. *Autopsie
cadavérique :* traces d'inflammation du cerveau et des
méninges ; tubercules cérébraux ; gastrite légère, entéro-
colite.

Lucile Cassane, âgée de sept ans, ayant le
front large, haut, la tête forte, les cheveux et
les sourcils noirs, entra le 29 juillet 1824 à l'hôpital des Enfans. D'après le rapport de ses parens, cette fille était douce et douée de beaucoup
d'intelligence ; elle était malade depuis cinq ou
six jours pendant lesquels elle avait eu de la
fièvre et avait éprouvé de fréquens vomissemens.
Dans la journée de son entrée, Lucile se plaignit beaucoup de la tête, vomit plusieurs fois
et eut de la fièvre ; elle fut saignée du pied dans
l'après-midi, ce qui détermina un peu de calme ;
mais dans la soirée la céphalalgie reparut, ainsi
que la fièvre qui se continua toute la nuit.

Le 30, face colorée, pleine ; yeux entr'ouverts,
pupilles contractées ; somnolence ; plaintes, cris ;

pouls irrégulier (80 à 85 puls.); respiration inégale, suspirieuse; chaleur naturelle de la peau;
langue humide, chargée d'un enduit jaunâtre;
abdomen très sensible à la pression; vive céphalalgie frontale, que la malade accuse par la parole, et en portant fréquemment la main au
front. *Presc.* : *six sangsues derrière chaque
apophyse mastoïde; affusion d'eau à 17° sur la
tête et le corps.*

La petite malade crie beaucoup pendant l'affusion, après laquelle survient une forte réaction,
caractérisée par la force et la fréquence du pouls,
la chaleur et la coloration de la peau. Dans
l'après-midi, on administre une seconde affusion
au même degré, qui paraît moins agiter la malade; elle semble mieux après, ne se plaint plus,
joue même avec un petit chat auquel elle parle;
mais dans la soirée, elle retombe dans la somnolence, qui se continue toute la nuit.

Le 1er juillet, assoupissement; nulle réponse
aux questions qu'on lui adresse; respiration régulière; insensibilité des pupilles; alternatives de
rougeur et de pâleur de la face; langue humide,
pâle; ventre indolent, constipation. — Une troisième affusion à 17°, qui dure près de quatre
minutes, excite beaucoup la malade; mais quelques instans après, elle retombe dans l'assoupissement; on lui place deux vésicatoires aux
cuisses, et l'on prescrit une potion composée de

douze onces d'infusion de fleurs de tilleul et de quatre grains de tartre stibié, à prendre par cuillerée de deux heures en deux heures.

Dans l'après-midi, l'enfant paraît dans un état cataleptique : ses bras restent quelque temps dans la position qu'on leur a fait prendre, et quand elle est assise, son corps ne retombe que lentement sur le lit ; la déglutition est pendant ce temps très-difficile ; cependant plusieurs cuillerées de la potion émétisée sont prises et produisent quelques vomissemens.

Le 2, somnolence ; abattement ; pouls irrégulier (80 à 90 puls.). *Même potion émétisée, séton à la nuque.* Dans l'après-midi, l'enfant reste quelque temps éveillée, et joue avec son chat. On lui passe le séton sans qu'elle manifeste beaucoup de douleur. La potion émétisée ne fait que provoquer des nausées. Le soir, paroxisme fébrile.

Le 3, face gonflée ; tête portée à droite ; somnolence ; pupille droite plus dilatée que la gauche ; ventre ballonné, douloureux ; langue rouge ; respiration suspirieuse ; réponses toujours justes aux questions qu'on lui adresse. *Hydromel ; cataplasme émollient sur le ventre ; lavement ; huit sangsues derrière les oreilles, dans le cas où il surviendrait plus d'excitation.*

Le 4, altération des traits de la face qui est agitée de mouvemens convulsifs ; pouls petit

(112 à 120); respiration plaintive; déglutition un peu difficile; réponses lentes, mais justes; plusieurs évacuations. *Presc. : sinapismes aux pieds.*

Le 5, strabisme; conjonctives injectées; fréquentes convulsions des muscles de la face, surtout quand l'enfant parle; pouls très-petit, extrêmement fréquent et inégal; tête inclinée à droite; douleur quand on lui fait reprendre sa position naturelle; inégale répartition de la chaleur de la peau. *Presc. : six sangsues derrière les oreilles, moxa à l'angle supérieur de l'occipital.*

L'application du moxa excite de vives douleurs que la malade exprime par des cris violens; mais elle ne tarde pas, après l'opération, à retomber dans l'assoupissement.

Le 6, yeux fixes, couverts d'une couche albumineuse; dilatation et insensibilité des pupilles; rétraction des muscles du côté droit de la face qui est pâle, flétrie; déglutition difficile; respiration suspirieuse; contractions convulsives de l'extrémité thoracique droite; mouvemens du corps douloureux; cependant nul désordre dans les fonctions intellectuelles, du moins l'enfant répond toujours avec précision aux questions qui lui sont faites; elle se plaint de la tête et du ventre. *Lavement de quinquina; décoction de quinquina en boisson; cataplasme saupoudré de la même substance sur le ventre.*

Le 7, face grippée ; mouvemens convulsifs des extrémités supérieures et des muscles du globe de l'œil. Mort à sept heures du matin.

AUTOPSIE CADAVÉRIQUE, faite quarante heures après la mort.

Habitude extérieure. — Abdomen verdâtre, distendu par des gaz ; cautérisation de toute l'épaisseur de la peau sur laquelle le moxa a été appliqué.

Appareil sensitif interne. — Arachnoïde de la convexité, sèche, luisante ; vaisseaux des membranes injectés ; circonvolutions déprimées ; substance cérébrale légèrement injectée de sang ; deux onces de sérosité dans les ventricules ; écartement des deux lames du septum-lucidum.

A la partie externe du ventricule droit se trouve un tubercule de la grosseur d'une noix, qui fait saillie au-dessus du corps strié ; la substance cérébrale qui l'environne est ramollie, sans changement de couleur ; en arrière et en dedans du corps strié droit, existe un autre tubercule gros comme une aveline ; la substance du cerveau qui l'enveloppe est rouge et ramollie ; enfin, dans le ventricule gauche, en dedans du corps strié, se fait remarquer un troisième tubercule plus gros que les deux autres, et également entouré de substance cérébrale ramollie et injectée. Tous ces tubercules sont unis au cerveau par de petits filamens assez tenaces. Dans plusieurs points la substance cérébrale des hémisphères paraît plus ferme que dans l'état naturel.

Infiltration gélatineuse dans le tissu cellulaire sous-arachnoïdien de la scissure de Sylvius gauche, dont le repli membraneux est épaissi ; la même trace d'inflammation se fait observer au pourtour de l'entrecroisement des nerfs optiques; la partie inférieure du mésocéphale est fortement piquetée de sang, la partie postérieure est injectée, ainsi que les éminences olivaires et pyramidales.

Appareil respiratoire. — Adhérences anciennes de toutes les plèvres.

Appareil digestif. — L'épiploon gastro-colique, une partie de l'intestin grêle et le foie sont unis entre eux par de fausses membranes d'ancienne formation. Arborisations dans le tissu sous muqueux de l'estomac, qui paraît, en plusieurs endroits détruit par bandes ; dans toute son étendue la membrane muqueuse est amincie : elle présente quelques taches rouges vers la petite courbure. Rien de particulier dans l'intestin grêle, qu'une assez forte injection vers la valvule iléo-cœcale ; injection du mésentère; ganglions mésentériques passés à l'état tuberculeux.

Cette observation me paraît offrir quelque intérêt sous le rapport de l'absence de plusieurs symptômes, et de l'existence de quelques autres qu'on n'observe pas communément dans cette maladie, ainsi que sur l'influence qu'a eue le traitement sur le développement de l'inflammation gastro-intestinale qui compliquait l'affection du cerveau.

Nous avons dit qu'on n'observait pas ordinairement de délire prolongé dans la méningo-céphalite, quand elle sévissait sur des enfans en bas âge ; cependant il n'est pas commun à l'âge où était Lucile de voir les facultés intellectuelles se maintenir, comme cela est arrivé chez elle, dans l'intégrité jusqu'à la mort. Le plus souvent les malades perdent connaissance dans les derniers temps de la maladie, ou restent dans un état comateux qui ne cesse qu'avec la vie. On n'a pas remarqué non plus chez cette enfant autant de désordre dans la respiration et la circulation qu'on en observe dans la majorité des cas.

Mais nous avons vu en plus chez cette fille des contractions convulsives de l'extrémité supérieure droite, et du côté droit de la face, ainsi que des symptômes de catalepsie. Les premiers de ces phénomènes morbides étaient évidemment dus au ramollissement inflammatoire du corps strié gauche ; car, comme l'a très-bien démontré M. Lallemand, ces sortes de lésions manquent rarement de produire ces symptômes, à moins qu'elles ne siégent dans les parties moyennes qui ne paraissent avoir aucune influence sur les muscles de la vie de relation. Quant aux symptômes de catalepsie, n'étaient-ils pas produits par l'inflammation des éminences olivaires et pyramidales? quelques faits me le font croire.

Malgré l'étendue et la gravité des lésions organiques trouvées dans l'estomac, je pense que l'inflammation de cet organe n'existait pas, ou n'existait que dans une légère nuance au commencement de la maladie, car aucun symptôme ne l'indiquait alors, et qu'elle ne s'est développée que sous l'influence des potions émétisées. Ce n'est, en effet, qu'après leur administration que la langue a rougi, que le ventre s'est ballonné et est devenu douloureux. Cette observation, qui est également applicable au fait précédent, me semble très-importante, en ce qu'elle prouve qu'il ne faut pas toujours considérer les gastro-entérites qu'on trouve dans les cadavres comme la cause des désordres matériels qui existent dans les autres organes, l'inflammation gastro-intestinale pouvant être consécutive des phlegmasies avec lesquelles elle coïncide, ou n'être que l'effet du traitement.

Malgré l'extrême énergie des moyens curatifs, on n'a obtenu aucune amélioration sensible ; un peu de mieux a bien paru après la seconde affusion, mais il n'a pas tardé à se dissiper. Nous verrons au reste, en parlant du traitement, qu'on ne peut pas compter sur ce moyen, qui le plus souvent aggrave la maladie.

ONZIEME OBSERVATION.

Huit ans : symptômes de gastro-entéro-colite et de pneumonie ; céphalalgie, vomissemens, somnolence, puis assoupissement ; renversement de la tête en arrière, irrégularité de la respiration, convulsions, conservation de l'intelligence ; mort. *Autopsie cadavérique :* gastro-entéro-colite ; pneumonie tuberculeuse ; traces d'inflammation des méninges et du cerveau qui renferme un assez gros tubercule.

Émélie Galant, âgée de huit ans, yeux, sourcils et cheveux noirs, fut atteinte de rougeole dans les premiers jours de juin 1824 ; la toux symptomatique de cette affection fut très-vive et persévéra après que l'éruption fut passée ; il survint des sueurs pendant la nuit et de la diarrhée ; les fonctions de l'estomac ne se rétablirent qu'incomplètement ; la malade maigrit beaucoup ; elle entra à l'hôpital des Enfans, le 8 juillet, présentant les symptômes suivans : face colorée ; langue gonflée, rouge sur les bords, sale dans son milieu ; selles fréquentes ; toux vive ; pouls accéléré. La poitrine, examinée au stéthoscope, donne un son mat à gauche avec peu d'expansion pulmonaire sans râle, et le même son sous la clavicule droite où la respiration s'exécute également avec peine. *Presc.*: *huit sangsues sous les clavicules; lavemens émolliens; eau de gomme; diète.*

Les jours suivans, la toux se calme un peu; mais la diarrhée et les autres symptômes persistent.

Vers la fin de juillet, la respiration du poumon gauche se fait à peine entendre : on y observe seulement un peu de râle muqueux sibillant. Les battemens du cœur sont très-étendus; la respiration est gênée; la toux vive, ainsi que la fièvre, qui présente chaque soir un redoublement. On fait une saignée de quatre onces. Le pouls devient plus faible et conserve sa fréquence.

Dans les premiers jours du mois d'août, la malade éprouve de fortes douleurs de tête qui reviennent par accès : alors les selles diminuent.

Le 6, la céphalalgie s'accroît, il survient des vomissemens, et la tête se porte en arrière. Le pouls est très-fréquent, irrégulier; les pupilles se dilatent un peu; l'enfant est dans un état de somnolence, mais conserve le libre usage de ses facultés intellectuelles. *Presc.*: *sinapismes aux jambes.*

Le 7 et le 8, même état; les selles sont peu fréquentes.

Le 9, peau chaude ; pouls fréquent ; respiration irrégulière, plaintive ; céphalalgie sus-orbitaire ; vomissemens ; alternative de rougeur et de pâleur de la face ; affaissement ; assoupissement plus profond et plus prolongé.

Le 10, la malade paraît mieux : elle n'accuse aucune souffrance ; cependant, vers le soir, elle tombe dans l'assoupissement qui se continue toute la nuit ; la diarrhée persiste.

Le 11, langue gonflée, rouge, humide ; face colorée ; chaleur vive de la peau ; état naturel des yeux ; facultés intellectuelles toujours libres, quand l'enfant sort de l'assoupissement ; le soir, paroxisme ; nuit très-agitée.

Le 12, les symptômes s'aggravent : l'assoupissement est plus profond ; on observe de fréquens grincemens de dents. Dans la nuit, il survient plusieurs convulsions, et la malade succombe le lendemain à sept heures du matin, six à sept jours après l'apparition des symptômes cérébraux.

Autopsie cadavérique, vingt-quatre heures après la mort.

Appareil sensitif interne. — Injection des vaisseaux de l'arachnoïde dans toute son étendue, et infiltration sanguine considérable dans tout le tissu sous-arachnoïdien ; deux cuillerées de sérosité dans les ventricules ; les parois de ces cavités paraissent plus fermes que dans l'état naturel ; les plexus choroïdes sont fortement injectés de sang.

L'arachnoïde de la base est un peu opaque dans la scissure de Sylvius droite ; elle est couverte de granulations, et le tissu sous-arachnoïdien épaissi, infiltré de matière purulente ; là les méninges adhèrent à un tubercule de la grosseur d'une aveline qui s'enfonce dans la substance cérébrale sensiblement ramollie et injectée. Dans la scissure de Sylvius gauche, les membranes sont seulement fortement injectées.

Appareil respiratoire.—Les plèvres costales et pulmonaires adhèrent partout entre elles. Les poumons sont farcis de tubercules.

Appareil digestif.—La membrane muqueuse de l'estomac présente un peu d'injection et plusieurs plaques rouges ; elle est sensiblement ramollie dans toute l'étendue de sa grande courbure.

L'intestin grêle offre également un peu d'injection et quelques plaques rouges, mais sans altération de texture. La membrane muqueuse du gros intestin est presque partout fort rouge, boursoufflée et ulcérée en plusieurs endroits.

Les ganglions mésentériques sont presque tous rouges, gonflés ; mais aucun n'est tuberculeux.

Nous avons considéré l'affection du cerveau comme primitive dans les deux faits précédens ; dans celui-ci, il nous paraît au contraire qu'elle a été la suite de l'inflammation des poumons et du canal intestinal, qui, comme cela s'observe ordinairement, a eu une influence très-marquée sur la marche de la maladie, qu'elle a accélérée.

Quoique les symptômes cérébraux aient été suffisans pour empêcher qu'on méconnût cette affection, il est certain qu'il en a manqué un assez grand nombre de ceux qu'on observe le plus souvent, et que par cette raison on regarde comme les plus caractéristiques ; ainsi, on n'a point vu ceux que fournissent les yeux, tels que la contraction, la dilatation des pupilles, les mouvemens convulsifs du globe de l'œil, etc. Il y a eu aussi beaucoup moins de force, de persévérance dans le désordre des fonctions, en général, et en particulier dans celles du système musculaire : ce qu'il faut attribuer à la faiblesse dans laquelle était cette enfant par suite des maladies antécédentes ; et d'un autre côté, au lieu de la constipation, ordinaire à cette affection, il existait une diarrhée produite par l'inflammation du gros intestin. On voit par là combien les maladies coïncidentes peuvent modifier la méningo-céphalite, et combien on aurait tort d'exiger qu'elle présentât exactement et sa marche et ses symptômes ordinaires, pour se prononcer sur son existence. Les faits plus concluàns que nous rapportons, en parlant du diagnostic, prouveront mieux encore cette vérité. Nous avons encore observé chez cette enfant le défaut de délire, malgré l'inflammation des méninges de la convexité. Cette observation, qui se trouve en opposition avec ce qu'avancent MM. Parent et Martinet sur la cause du délire, est également applicable à plusieurs des faits précédens.

DOUZIÈME OBSERVATION.

Quatre ans : symptômes de pneumonie tuberculeuse; assoupissement, stupeur, strabisme, pupilles non dilatées, irrégularité de la respiration, mâchonnement; paralysie du bras gauche et contracture de l'autre; mort. *Autopsie cadavérique :* pneumonie tuberculeuse; traces d'inflammation du cerveau et des méninges; tubercules dans presque tous les organes.

Une fille, de quatre ans, rachitique, muette de naissance, et atteinte de pneumonie tuberculeuse, entra, le 24 juillet 1824, à l'hôpital des Enfans dans un état de marasme, et présentant les symptômes cérébraux suivans : assoupissement par intervalle; stupeur; yeux à demi fermés; léger strabisme à droite; pupilles dans l'état naturel; mâchonnement; respiration irré-

gulière et plaintive ; pouls très-variable pour
la fréquence, tantôt lent, tantôt très-accéléré ;
tête portée fortement en arrière ; convulsions
dans les bras, puis perte du mouvement du
droit et contracture de l'autre ; déglutition toujours facile ; toux ; sueurs nocturnes ; langue
pâle, humide ; insensibilité de l'abdomen, qui
paraît n'être le siége d'aucune inflammation.

Ces symptômes se maintinrent sans variations
sensibles jusqu'à la mort, qui arriva le 1er août.
Il est à remarquer que, dans cet état, la malade
mangeait chaque jour un peu de fruits que lui
apportaient ses parens. On ne jugea pas, d'après
l'état déplorable dans lequel elle était, par suite
de son affection de poitrine, devoir recourir à
un traitement actif pour combattre l'inflammation du cerveau.

Autopsie cadavérique, le 3 août au matin.

Appareil sensitif interne. — Arachnoïde humide ; forte infiltration séreuse, et purulente
dans quelques endroits du tissu cellulaire sous-
arachnoïdien de toute la convexité ; épanchement purulent du même tissu sur la surface du
corps calleux ; deux onces environ de sérosité
limpide dans les ventricules ; ramollissement
blanc de la voûte, du septum lucidum, du corps
calleux et de la partie postérieure des ventri-

cules. Tout le corps strié droit est détaché de la substance blanche qui est ramollie et jaunâtre ; l'arachnoïde qui recouvre le corps calleux est épaissie, opaque, et se laisse déchirer avec la plus grande facilité ; les deux tiers antérieurs du corps strié droit sont d'un rouge violacé ; l'inflammation s'est étendue à toute la substance grise, tandis que la blanche est saine ; infiltration gélatineuse purulente vers l'entrecroisement des nerfs optiques ; un tubercule, du volume d'un pois, se trouve à la base, à droite et sous la membrane qui recouvre le cervelet, il s'enfonce un peu dans cet organe ; la substance cérébelleuse qui l'environne n'a éprouvé aucune altération. Deux onces environ de sérosité à la base du crâne.

Appareil respiratoire. — Point d'adhérence entre les plèvres ; tubercules granulés sur la surface des poumons ; ganglions bronchiques tuberculeux, dont plusieurs ont le volume d'un œuf de pigeon, à la base des bronches du poumon droit. Du reste, les deux poumons sont farcis de tubercules.

Appareil digestif. — L'estomac offre quelques légères arborisations et quelques petites plaques rouges, sans autre altération de sa membrane muqueuse. Les intestins, examinés dans toute leur étendue, ne présentent rien de particulier. Plusieurs petits tubercules sont renfermés dans la substance du foie ; quelques autres sont disséminés sous la membrane séreuse qui recouvre cet organe ; la rate est farcie de ces produits anormaux, qui varient en grosseur depuis celle d'une tête d'épingle jusqu'à celle d'un gros pois : ils sont blancs, le parenchyme de la rate, qui les enveloppe, ne paraît nullement altéré. Le rein gauche offre trois tubercules, sans autre lésion de sa substance ; enfin, il se trouve une dixaine de ces productions morbides dans le mésentère, qui n'offre d'ailleurs aucune autre altération.

Si la méningo-céphalite a été ici déterminée par une autre inflammation, elle n'a pu l'être que par celle des poumons, car il est évident qu'elle était indépendante de l'état de l'estomac et des intestins qui n'ont guère offert de lésions : circonstance assez rare chez une malade qu'une phlegmasie des organes de la respiration avait déjà réduite au marasme.

Les réflexions que nous avons faites à la suite de l'observation précédente, au sujet des changemens que les affections concomittantes apportent dans la marche, les symptômes et la durée de la méningo-céphalite, sont également applicables à celle-ci, qui a aussi offert des anomalies assez remarquables : telles que la facilité de la déglutition et le défaut d'anorexie qui ont persévéré presque jusqu'à la mort : ce qu'on doit, je crois, rapporter, en grande partie, à l'état sain dans lequel étaient les organes digestifs; ainsi que la courte durée de la maladie, et le peu de trouble qu'elle a produit dans les fonctions du système musculaire, ce qu'il faut, comme nous l'avons déjà dit, attribuer à la faiblesse dans laquelle était déjà cette enfant quand le cerveau s'est enflammé.

Sous ces derniers rapports, la maladie a présenté la plus grande analogie avec celle du sujet de la précédente observation, mais ce ne sont pas les seuls ; car on a également remarqué ici que les pupilles étaient restées dans l'état naturel, et que l'une des extrémités supérieures était aussi contractée ; mais, de plus, il y avait chez ce dernier malade une paralysie de l'autre bras.

La cause de ces derniers phénomènes morbides résidait à n'en pouvoir douter dans les lésions les plus apparentes du cerveau, c'est-à-dire, dans les altérations des corps striés, dont l'un était ramolli et l'autre fortement injecté, ce qui se trouve en opposition avec l'opinion émise par MM. Foville et Pinel-Grandchamps sur le siége des mouvemens des extrémités abdominales et thoraciques (1).

____

(1) On sait que ces Messieurs, en cela opposés à M. Rolando, qui place dans le cervelet le siége des mouvemens,

L'observation que nous venons de rapporter est la troisième qui présente des tubercules développés dans le cerveau, et même ces productions morbides étaient chez ce sujet répandues dans un grand nombre d'organes ; c'est un fait très-favorable à l'opinion de ceux qui ne regardent pas l'inflammation comme nécessaire à leur développement : car les viscères qui les contenaient ne présentaient pas la plus légère trace de phlegmasie récente ou ancienne. Il est vrai qu'on n'a pas eu de renseignement sur les maladies antécédentes qu'a pu faire cette enfant, mais il n'est pas présumable que tous les organes dans lesquels les tubercules ont été trouvés, aient été à la fois ou séparément, enflammés sans que leur tissu n'en portât des traces. L'inflammation de la rate est d'ailleurs très-rare chez les enfans, et c'était ce viscère qui contenait le plus de ces productions anormales. Il faut donc convenir que de pareils faits, et il y en a beaucoup et même de plus concluans encore, car j'en ai vu où

et de M. Flourens qui en fait le régulateur, font présider les corps striés aux mouvemens des extrémités inférieures, et les couches optiques à ceux des extrémités supérieures. L'observation que nous venons de rapporter est loin d'être la seule qui se trouve en opposition avec cette opinion ; la plupart des faits d'anatomie pathologique, consignés dans les ouvrages de MM. Lallemand et Rostan, ne leur sont pas plus favorables.

les tubercules étaient indistinctement répandus
dans tous les organes, sans en excepter les os, et
dans tous les tissus organiques, et qui n'offraient
également aucune trace d'inflammation, il faut
avouer, dis-je, que de pareils faits sont bien
propres à faire admettre, contre l'opinion de
M. Broussais, que les tubercules peuvent se développer hors de l'influence de l'inflammation,
que l'analogie cependant pourrait faire croire
absolument nécessaire : car j'ai toujours vu les
ganglions lymphatiques soit du cou, soit de la
poitrine ou de l'abdomen, gonflés, rouges ou
grisâtres, altérations dépendantes bien manifestement de l'inflammation, quand ils passaient à
l'état tuberculeux. Souvent on remarque dans
un même ganglion, ainsi enflammé, un plus ou
moins grand nombre de points blancs, formés
par la matière tuberculeuse, environnés de substance rouge ou grise, qui disparaît au fur et à
mesure que la matière tuberculeuse s'accroît et
envahit le ganglion.

TREIZIÈME OBSERVATION.

Huit ans et demi : céphalalgie frontale violente , alternatives d'agitation et d'assoupissement, mouvemens convulsifs des muscles des yeux et de la face, grincemens
de dents. *Potion stibiée.* Elle aggrave la maladie : perte
de connaissance, délire, respiration irrégulière, difficulté
de la déglutition , trismus, tête fortement renversée en
arrière , tous ces accidens vont sans cesse en augmentant
jusqu'à la mort qui arrive le cinquième jour. *Autopsie
cadavérique :* traces d'inflammation violente du cerveau
et des méninges ; gastro-entéro-colite.

Marie R....., âgée de huit ans et demi, d'un
tempérament lymphatico-sanguin et bien con-
stituée, s'adonnait à la masturbation d'après le
rapport de ses parens, près desquels j'allai
moi-même prendre des renseignemens sur sa
maladie. Depuis l'âge de cinq ans, elle était sujette à des douleurs dentaires qui duraient trois
à quatre jours, et revenaient après deux ou trois
mois d'intervalle. Le 19 octobre 1824 , elle
éprouva de vives douleurs dans l'hypochondre
gauche ; déjà, depuis quelques jours, les selles
étaient plus rares que de coutume ; mais, du
reste, la santé ne paraissait pas altérée.

Le 20, Marie mangea comme à son ordinaire
et ne se plaignit de rien ; mais le soir, il survint

subitement une vive céphalalgie qui augmenta pendant la nuit.

Le 21, la malade garde le lit; elle accuse une forte douleur de tête où elle porte sans cesse les mains; cependant par fois elle s'assoupit, mais toute la nuit, elle est très-agitée : les muscles des yeux et de la face sont continuellement en proie à des mouvemens convulsifs, et elle grince sans cesse les dents.

Le 22, les fonctions intellectuelles sont troublées : à peine la malade peut-elle reconnaître ses parens. Dans l'après-midi, il y a du délire, et beaucoup d'agitation dans les extrémités; la respiration est irrégulière ; les boissons sont prises avec difficulté à cause de la raideur tétanique des mâchoires. La nuit est encore plus mauvaise que la précédente.

Le 23, le médecin du bureau de charité du quartier prescrivit une émulsion d'amandes douces, des sinapismes aux pieds, et une potion stibiée qui détermina cinq à six vomissemens de matière bilieuse. Pendant toute la journée, le délire fut intense ; la malade criait, chantait, répondait brusquement aux questions qu'on lui faisait. Constamment elle portait les mains à la tête ; si l'agitation cessait un instant, l'assoupissement lui succédait : alors la respiration devenait suspirieuse et les yeux roulaient dans les orbites. Cet état dura toute la nuit.

Le 24 au matin, la malade était dans un profond assoupissement, et avait la tête fortement renversée en arrière. Un second médecin appelé fit appliquer douze sangsues derrière les oreilles, des sinapismes aux pieds, et le soir des vésicatoires aux jambes. Ces moyens, n'ayant apporté aucune amélioration dans la situation de la malade, elle fut transportée le 25 à l'hôpital des Enfans, dans l'état suivant : peau chaude, pouls très-fréquent, peu développé; yeux fixes, portés en haut; assoupissement profond; tête fortement renversée en arrière; respiration irrégulière, suspirieuse. *Presc. : application de glace sur la tête.* L'impression que la glace produit paraît assez vivement sentie ; cependant après une demi-heure, la respiration devient râlante, les lèvres se couvrent d'écume, et la mort arrive après une longue et très-pénible agonie.

AUTOPSIE CADAVÉRIQUE, faite le 27, quarante-deux heures après la mort.

Habitude extérieure.—Corps bien conformé, embonpoint marqué.

Appareil sensitif interne. — La surface des deux hémisphères est recouverte d'une couche de pus infiltré dans le tissu sous-arachnoïdien qui est fortement injecté, épaissi, résistant et adhérent, dans quelques points, à la substance

corticale ramollie et considérablement injectée.
Après avoir enlevé avec soin l'arachnoïde de la
couche purulente et en partie concrète, je vis
en plusieurs endroits dans celle-ci un réseau vas-
culaire sanguin qui s'y perdait; on observait un
plus grand nombre de vaisseaux en examinant à
la loupe. De fausses membranes purulentes existaient entre les deux feuillets séreux de la grande
cavité de l'arachnoïde; et, en les séparant, on
déchirait de petites houppes celluleuses ou plutôt
gélatino-celluleuses, qui paraissaient être de nouvelle formation.

Le cerveau était plus ferme que dans l'état
naturel; une demi-once de sérosité un peu
trouble existait dans chaque ventricule; le septum lucidum était ramolli; les plexus choroïdes
étaient infiltrés de pus près de leur passage dans
le grand hiatus postérieur, et cette infiltration
purulente se prolongeait de là en arrière et sur
les côtés, surtout dans les scissures de Sylvius
et sur le mésocéphale : celui-ci et le cervelet présentaient une fermeté remarquable.

Appareil respiratoire. — Tous les organes
étaient dans l'état naturel.

Appareil digestif. —La membrane muqueuse
de l'estomac était d'un gris jaunâtre, et marquée
de bandes irrégulières se dirigeant du cardia
vers le pylore et la grande courbure; ces bandes
blanchâtres offraient le derme à nu par la des-

truction du corps muqueux. Une teinte rosée générale, parsemée de pointillé, se faisait remarquer vers la petite courbure.

Le duodénum était sain. Les intestins grêles n'offraient qu'un peu de rougeur ; les gros intestins contenaient beaucoup de matières fécales solides et une assez grande quantité de bile ; le tissu sous-muqueux était injecté, et les plaques de Brunner très-développées ; la dernière portion du colon était rougie par une assez forte injection sanguine. Tous les autres organes de l'abdomen ne présentaient rien de particulier.

Nous n'avons pas observé de trouble bien prononcé dans les facultés intellectuelles des enfans, sujets de nos précédentes observations ; mais l'âge de celui-ci, sa force et l'extrême acuité de l'inflammation ne pouvaient manquer d'amener un délire très-intense qui, joint au peu de durée de la maladie, lui a donné un autre aspect que celui que nous lui avons vu prendre jusqu'à présent. Elle a offert en moins quelques symptômes de l'hydrocéphale aiguë, et en plus quelques phénomènes de la fièvre ataxique des uns, de l'arachnoïdite des autres ; mais ces variations étaient uniquement l'effet de la différence d'âge, et de force des sujets, et de l'intensité de l'inflammation encéphalique ; car la maladie était essentiellement de même nature, ses lésions

organiques étaient les mêmes, aux différences
près du degré de phlegmasie qui les avait déterminées.

Quoique l'inflammation ait plus particulièrement affecté les méninges, il est évident que
le cerveau a pris lui-même une part des plus
actives à la maladie. Outre le ramollissement du
septum lucidum, il était dans tout le reste de
son étendue sensiblement augmenté de consistance, indice certain qu'il avait été enflammé.
La densité plus prononcée encore du cervelet
n'était-elle pas l'effet d'une légère irritation inflammatoire de cet organe, préexistante à la
maladie du cerveau, et cause de la masturbation à laquelle cette fille s'était adonnée dans
un âge où ce vice est ordinairement peu connu?

Une autre question se présente; elle est rela-
tive à l'inflammation de l'estomac : est-ce par
l'affection de cet organe que la scène pathologique a commencé? Je ne le pense pas; le vingt,
Marie mangea encore, comme à l'ordinaire, ce
qui prouve que l'estomac n'était pas encore malade, et le soir apparurent des symptômes cérébraux qu'à leur intensité on pouvait bien juger
appartenir à une affection idiopathique de l'encéphale, ce que l'ouverture du cadavre a mis hors
de doute. La méningo-céphalite était donc encore
ici primitive; et c'est sous son influence, aidée
sans doute du traitement, et surtout de la potion

émétisée, que l'inflammation de l'estomac s'est développée.

QUATORZIÈME OBSERVATION.

Quatorze ans : symptômes de pneumonie chronique ; céphalalgie, convulsions, inégalité du pouls, délire, assoupissement, symptômes de catalepsie ; dilatation et insensibilité des pupilles, coma qui se dissipe un instant pendant lequel la malade reprend connaissance, parle et meurt quelques momens après. *Autopsie cadavérique :* traces d'inflammation du cerveau et des méninges ; hépatisation du poumon droit ; gastro-entérite.

Louise Nicolle, âgée de quatorze ans, entra, le 11 mai 1823, à l'hôpital des Enfans, pour y être traitée d'une éruption générale d'un caractère indéterminé. Après trois mois de séjour pour cette maladie, il survint de la toux et bientôt tous les symptômes d'une pneumonie chronique.

Quoique guérie de son affection de la peau, l'enfant resta à l'hôpital, et la maladie de poitrine ne cessant de faire des progrès, elle se trouva dans l'état suivant au mois de janvier 1824 : maigreur prononcée ; pouls fréquent, accéléré ; sécheresse de la peau ; toux vive, accompagnée d'une expectoration abondante de crachats puriformes, arrondis et jaunâtres ; fièvre le soir ; sueurs pendant la nuit ; diarrhée. En examinant la poitrine, on reconnut un râle crépitant très-marqué dans la partie supérieure du poumon droit.

Le mois de janvier se passe sans accidens nouveaux.

Le 1er février, la malade se plaignit de la tête ; la peau était chaude, le pouls très-fréquent, la langue rouge, sèche, la face gonflée, ainsi que les yeux ; à la constipation avait succédé la diarrhée, et il était survenu des vomissemens bilieux. *On applique des sinapismes aux pieds.*

Le 3, les symptômes persistent. On pose *six sangsues à l'épigastre*, et le 5, *huit autres sont mises à l'anus.* Malgré ce traitement, la céphalalgie est toujours très-vive, et la nuit l'enfant est atteint à plusieurs reprises de convulsions.

Le 7 au matin, la malade est dans un grand état de prostration ; lorsqu'on l'interroge, elle se plaint de douleurs très-fortes qu'elle rapporte au front, et d'envies de vomir ; le pouls est peu fréquent et la langue uniformément blanche. *Presc. : six sangsues derrière chaque oreille ; julep gommeux ; cinq grains de calomel ; vésicatoires aux jambes.* Le sang ayant coulé abondamment, le soir la malade se trouve un peu soulagée ; la céphalalgie et la fièvre sont diminuées.

Le 8, le pouls a repris plus de fréquence (85 puls.) ; il est inégal ; la constipation persiste. *Presc. : douze grains de calomel.*

Le 9, la céphalalgie reprenant son intensité, *on applique encore huit sangsues derrière les oreilles et l'on prescrit des pédiluves sinapisés.*

Le 10 et le 11, l'état de la malade reste à peu près le même ; cependant elle se plaint d'avoir un nuage devant les yeux, et elle délire pendant la nuit ; la toux continue toujours. *Pres. : six sangsues derrière les oreilles ; vésicatoire à la nuque.*

Le 12, la malade tombe dans l'assoupissement.

Le 13, les membres portés au-dessus de la tête restent pendant quelque temps dans cette position, puis retombent, mais lentement et par secousses comme dans la catalepsie ; le pouls est très-fréquent (116 puls.) ; les pupilles dilatées paraissent insensibles. *Presc. : vésicatoire sur le synciput.*

Le 14, augmentation de tous les symptômes ; froid des extrémités ; insensibilité complète ; état comateux. Dans la nuit la malade se réveille, paraît reconnaître les personnes qui l'entourent, parle, demande à boire et expire à cinq heures du matin sans convulsion.

AUTOPSIE CADAVÉRIQUE.

Appareil sensitif interne. — L'arachnoïde de la convexité est peu injectée, sèche ; les circon-volutions de l'encéphale sont déprimées dans plusieurs endroits ; la substance corticale adhère dans différentes parties à la pie-mère, elle est parsemée de points jaunâtres granulés. Dans la partie postérieure de l'hémisphère gauche, en arrière et un peu au-dessus du ventricule, on trouve une partie de la substance médullaire, violacée, rouge, consistante, et du volume d'une amande ; autour de cette lésion, le cerveau est ramolli, piqueté de sang ; au-dessous, et plus en arrière, on aperçoit trois petits corps jaunâtres, pisiformes, existant dans la substance corticale qui est peu colorée. Les ventricules contenaient une faible quantité de sérosité. La voûte à trois piliers et la cloison sont ramollies, de consistance de crême. Le cerveau enlevé, on trouve une infiltration peu épaisse à sa base vers l'entre-croisement des nerfs optiques ; les nerfs moteurs communs sont évidemment ramollis ; enfin trois autres corps irréguliers, arrondis adhèrent à la partie antérieure et moyenne de la tente du cervelet ; ils sont environnés de substance cérébelleuse ramollie. Incisés dans toute leur épaisseur, ils offrent une dureté considérable, excepté dans leur centre où la substance jaunâtre qui les forme est en fonte, et laisse en s'écoulant une petite cavité arrondie. A cette lésion près, le cervelet est sain.

Appareil respiratoire. — Les plèvres et le poumon gauche sont parfaitement sains, mais le droit est dans toute son étendue hépatisé en rouge, sans aucune trace de tubercule. Les ganglions inter-bronchiques de ce côté sont tuberculeux, et la membrane muqueuse des bronches très-rouge et couverte de pus.

Appareil circulatoire. — Le cœur adhère intimement au péricarde ; cette membrane est rougeâtre, couverte de granulations d'un tissu rougeâtre vers les deux tiers supérieurs du cœur, et gélatineux à sa base ; la paroi du ventricule gauche est fort épaissie.

Appareil digestif. — La membrane muqueuse gastrique est pointillée de rouge et fortement ridée ; celle des intestins est très-injectée et présente de nombreuses plaques rouges ; les ganglions mésentériques peu développés sont tuberculeux vers la partie moyenne du mésentère, ainsi que près de la petite courbure de l'estomac.

Voilà encore une méningo-céphalite survenue pendant le cours d'une pneumonie. Il serait difficile de dire si elle a été l'effet de cette phlegmasie ou bien de la gastro-entérite qui la précédait également ; peut-être l'une et l'autre ont-elles contribué à son développement.

Le cerveau a été dans ce cas bien plus intéressé que les méninges ; les corps arrondis, jaunâtres qu'il renfermait n'étaient autres que des tubercules commençans : c'est le quatrième fait

où se rencontrent ces productions morbides. On
pourrait d'après eux juger combien elles sont
fréquentes chez les enfans, en considérant qu'elles
ont été observées chez des malades occupant la
même salle et qui sont morts presqu'en même
temps.

Il est à remarquer que la diarrhée qui existait
avant que l'affection cérébrale ne se déclarât,
s'est arrêtée, et a été suivie de constipation, bien
que la colite existât toujours comme l'a prouvé
l'examen du cadavre. Ce fait démontre toute l'influence qu'exerce le cerveau sur les sécrétions
des membranes muqueuses.

Nous avons encore observé ici ce que déjà
nous avons vu dans une de nos précédentes observations, l'insidieuse disparition des principaux
symptômes au moment où la malade allait expirer.

Enfin ce fait est encore remarquable par l'existence d'une péricardite qui a été méconnue pendant la vie.

QUINZIÈME OBSERVATION.

Treize ans : mammite, formation d'abcès, céphalalgie frontale, conjonctivite à droite, vive sensibilité des yeux à la lumière, cris, délire, vomissemens, trouble de la vue, contraction des muscles du membre thoracique droit, paralysie incomplète du membre thoracique gauche, contraction permanente des fléchisseurs de l'extrémité supérieure droite, insensibilité complète, coma ; mort. *Autopsie cadav.* : arachnitis interne, suppuration dans le tissu sous-arachnoïdien ; cette altération existe des deux côtés, mais est plus marquée à gauche et en avant ; sérosité purulente et fausses membranes dans les ventricules ; ramollissement de la substance cérébrale qui forme les parois des ventricules, ainsi que du septum lucidum de la voûte et du corps calleux.

(Observation communiquée par M. Diarre.)

Marie Guibert, âgée de treize ans, présentant toutes les apparences extérieures d'un tempérament lymphatico-nerveux, portant au-dessous de la mâchoire des cicatrices d'abcès dans les ganglions lymphatiques, entra à l'hôpital des Enfans le 17 novembre 1823. Elle avait alors un engorgement assez considérable des ganglions de l'aisselle droite et de la mamelle correspondante, qui d'ailleurs était peu développée : on le traita par des émolliens ; quelques abcès se formèrent, ils furent ouverts, et la suppuration continua à couler par les ouvertures jusque dans les premiers jours de janvier. À cette époque ils se fermèrent, des mèches n'ayant pas été placées. Le 12 janvier on reconnut un vaste abcès au-dessus du grand pectoral; on pratiqua une ponction qui donna issue à une grande quantité de pus, ce qui soulagea beaucoup la malade, très-souffrante depuis quelque temps. Les jours suivans la suppuration continua à être très-abondante, puis survint du dévoiement qui alterna avec la suppuration, de telle sorte que, lorsque la suppuration diminuait, le pus augmentait sensiblement.

Pendant tout ce temps, la malade fut tenue à la diète, à l'usage des boissons émollientes et des lavemens d'amidon et de têtes de pavot.

Le 4 février l'engorgement des ganglions de la mamelle est réduit à fort peu de chose; la suppuration est peu abondante : on établit un cautère en arrière et à droite de la poitrine.

Aucun accident ne parut les jours suivans, et l'on pouvait espérer une convalescence prochaine, lorsque le 13, la malade se plaignit d'un peu de douleur sus-orbitaire gauche; la conjonctive de ce côté était injectée, l'œil sensible à la lumière, la peau chaude : il y avait de la fièvre. *Presc. : diète absolue, collyre adoucissant, pédiluves.*

Le 14, vomissemens, augmentation de la douleur de tête ; le soir, vive agitation, cris arrachés
par la douleur ; la malade se remue sans cesse
et veut à peine répondre ; face colorée, pouls fréquent et serré. On pratique une *saignée du bras
de deux palettes* qui paraît la soulager ; cependant elle vomit encore après; nuit assez tranquille.

Le 15, pouls fréquent (116 puls.), développé ;
peau chaude ; face colorée ; impossibilité de supporter une lumière vive ; langue naturelle ; plus
d'envie de vomir; réponses lentes. *Presc. : oximel; compresses froides sur la tête ; huit sangsues aux tempes ; sinapismes.* Dans la journée,
elle eut quelques frissons, du délire, et poussa
des cris aigus. Le soir, le sang fourni par les piqûres des sangsues était à peine arrêté qu'on en
réappliqua *six autres* sur les côtés du col ; l'a-
gitation fut modérée pendant la nuit.

Le 16, les yeux sont fortement portés à droite,
et paraissent insensibles à la lumière ; la malade
se plaint d'avoir éprouvé de fortes douleurs pul-
satives et des élancemens dans l'extrémité de la
tête ; elle a encore plusieurs vomissemens bilieux ;
le bras gauche est complètement paralysé et
paraît avoir perdu sa sensibilité ; les muscles
fléchisseurs du membre thoracique droit sont
contractés, la sensibilité paraît également éteinte
dans cette partie. Dans l'après-midi il y a du délire
par momens.

Le 17, continuation des mêmes symptômes : on éprouve plus de résistance pour étendre l'avant-bras droit, qui présente fréquemment des soubresauts des tendons ; pouls fréquent (108 puls.), irrégulier, faible. Dans la journée, les symptômes augmentent ; le soir, la respiration est accélérée, râlante ; l'insensibilité est complète, et le lendemain la malade meurt à huit heures du matin.

Autopsie cadavérique, faite le 20 février.

Habitude extérieure. — Maigreur peu considérable ; pas de raideur cadavérique.

Appareil sensitif interne. — Fausses membranes purulentes d'un beau jaune dans la cavité de l'arachnoïde vers la partie antérieure de l'hémisphère gauche. On en trouve encore à la partie antérieure de l'hémisphère droit d'une moindre étendue. Dans ces deux points, ainsi que vers la scissure de Sylvius, sur les deux parties latérales externes des hémisphères et aux environs de l'entre-croisement des nerfs optiques, on observe une infiltration purulente du tissu sous-arachnoïdien qui est épaissi, jaunâtre et complètement opaque. Les membranes sont injectées dans toute leur étendue, pâles et friables. La partie supérieure du cerveau paraît saine ; la substance blanche est seulement un peu injectée ; les ventricules renferment chacun une once de sérosité trouble, lactescente ; ils sont tapissés dans leur moitié postérieure de fausses membranes. L'arachnoïde, ainsi que la substance cérébrale sous-jacente, sont piquetées de points rouges ; cette dernière paraît ramollie ; le septum lucidum, la voûte et le corps calleux ont perdu leur consistance : ils troublent l'eau dans laquelle on les met ; sérosité purulente dans le quatrième ventricule, dont les parois sont également piquetées de rouge. Cervelet ferme, sain, ainsi que la protubérance cérébrale, les corps striés et les couches optiques.

Les organes de la poitrine et de l'abdomen n'ont pas été examinés.

Nous avons vu dans la quatrième observation, l'inflammation du cerveau succéder à la suppression d'une ophthalmie purulente : dans celle-ci elle est survenue au moment où la malade allait être guérie d'une suppuration abondante et d'une longue durée, due à la formation de nombreux abcès. Ces faits me paraissent bien propres à éveiller l'attention des praticiens sur la suppression des anciens écoulemens purulens.

C'est la troisième observation que nous présentons dans laquelle on remarque la contracture de quelques membres, et, dans ce cas, comme dans les précédens, on en trouve la cause dans le ramollissement du cerveau, qui siégeait ici dans les parois des ventricules latéraux.

12.

SEIZIÈME OBSERVATION.

Douze ans : dartre scrophuleuse traitée par l'arséniate de soude; symptômes de gastro-entérite sur-aiguë; le troisième jour, délire, agitation; le quatrième, raideur du bras, hémiplégie, continuation des mêmes symptômes; mort le dixième jour. *Autopsie cadavérique:* arachnoïdite vers la base du cerveau; encéphalite; gastro-entéro-colite; énormes ulcérations intestinales.

Célestine Cordeau, âgée de douze ans, était affectée depuis trois ans de dartres de nature scrophuleuse situées aux lèvres; ces parties étaient volumineuses, rouges, recouvertes de bourgeons charnus et de croûtes jaunâtres. La voûte palatine présentait des fongosités dures, résistantes, saillantes d'une ou deux lignes, et des plaques croûteuses, jaunâtres, couvraient la partie antérieure de la poitrine. Après avoir inutilement employé plusieurs traitemens contre cette affection, on tenta l'usage de l'arséniate de soude à la dose d'un sixième de grain dans un julep gommeux. A cette époque, toutes les fonctions se faisaient régulièrement chez cette enfant.

Ce traitement fut continué pendant le mois de février et la moitié du mois suivant, 1824, sans que la malade en retirât d'autre avantage qu'un peu de diminution dans l'épaisseur de la lèvre.

Le 18 mars, elle fut prise d'une fièvre forte et de dévoiement ; la langue était rouge, gonflée ; il n'y avait pas de douleurs abdominales ; on suspendit le traitement ; huit sangsues furent appliquées à l'épigastre.

Le 19, même état.

Le 20, la malade est plus agitée : elle se plaint de souffrir partout ; des vomissemens ont lieu dans le jour, et dans la nuit, il survient beaucoup de délire.

Le 21, perte de connaissance ; pouls lent (50 puls.), irrégulier ; langue humide ; respiration suspirieuse ; agitation. Lorsqu'on lui parle, on ne peut obtenir aucune réponse ; raideur du bras droit, avant-bras fléchi sur le bras. *Douze sangsues au cou ; sinapismes aux pieds.* Le sang coule abondamment après la chute des sangsues. Le soir, même état ; mâchoires serrées ; peau sensible ; pas de raideur dans les membres. *Glace sur la tête.* Même état dans la nuit.

Le 22, paralysie du bras droit, qui paraît fort peu sensible ; peau fraîche ; pouls lent, irrégulier ; yeux fortement dirigés à gauche ; tête inclinée de ce côté ; respiration toujours suspirieuse ; alternation de rougeur et de pâleur de la face. *Presc. : seize sangsues derrière les oreilles ;*

glace sur la tête ; sinapismes aux pieds. Même état dans le jour et pendant la nuit.

Le 23 , aucun changement appréciable ; mâchoires serrées ; déglutition difficile. *Infusion de tilleul huit onces, avec émétique quatre grains.* Dans la journée , tranquillité parfaite ; elle boit de temps en temps un peu plus facilement que la veille ; point d'évacuation depuis vingt-quatre heures ; face colorée ; peau chaude ; pouls développé (80 puls.). *Seize sangsues derrière les oreilles.* A cinq heures du soir , fièvre, peu de coloration ; continuation des autres symptômes; inflammation de la conjonctive palpébrale. Même état pendant la nuit.

Le 24 , persistance de la paralysie du bras droit et des autres symptômes ; cependant la peau paraît sensible dans toute son étendue, et le regard est plus naturel. *Même prescription.* Le soir, la malade paraît comprendre ce qu'on lui dit, prend le verre qu'on lui place entre les lèvres , boit beaucoup mieux, tend la main et serre celle qu'on lui présente, quand on l'engage à le faire ; point d'évacuation.

Le 25 , pouls fréquent (112 puls.), irrégulier; même état que la veille ; un peu plus de raideur dans les muscles du cou ; les mouvemens imprimés à la tête paraissent douloureux. *Infusion de tilleul miellée, douze onces avec émétique, quatre grains ; lavement avec mercuriale , deux*

onces. Le soir, même état, elle a pris toute sa
potion, et n'a point eu d'évacuations.

Le 26, persistance des symptômes. *Potion
avec cinq grains d'émétique.* Dans l'après-midi,
mâchonnement; soubresauts des tendons; yeux
fixes; peau chaude; forte coloration de la face;
on pince la malade sans exciter ni cris, ni agitation; elle avale très-difficilement, et n'a pu
prendre que la moitié de sa potion.

Le 27, augmentation de tous les symptômes:
déglutition impossible; respiration râlante, accélérée; un peu d'écume à la bouche; mort à
une heure de l'après-midi sans convulsions.

AUTOPSIE CADAVÉRIQUE, faite le 29 mars.

Habitude extérieure. — Embonpoint assez
marqué.

Appareil sensitif interne. — Arachnoïde humide; tissu sous-arachnoïdien peu injecté, infiltré d'une petite quantité de sérosité; pas de
dépression des circonvolutions.

Substance corticale pâle, ayant sa consistance
ordinaire; une cuillerée de sérosité limpide dans
chaque ventricule; voûte à trois piliers légèrement ramollie dans la partie moyenne, ferme à
ses extrémités; les deux hémisphères paraissent
sains, si ce n'est à la partie antérieure de la base
du cerveau: là on trouve le tissu sous-arachnoï-

dien qui avoisine l'entre-croisement des nerfs optiques, et les nerfs olfactifs fortement piquetés de rouge ; la substance corticale, située au-dessous, est ecchymosée en divers endroits, piquetée également de rouge et évidemment ramollie. Injection forte des membranes qui recouvrent le cervelet et la protubérance cérébrale.

Appareil respiratoire et circulatoire. — Tous les organes sont sains.

Appareil digestif. — La membrane muqueuse de l'œsophage est blanche ; l'estomac est distendu par une grande quantité de matière verdâtre ; l'épiploon et le mésentère sont chargés de graisse ; les ganglions sont peu développés. La membrane muqueuse gastrique est détruite par zônes dans la direction des rides, se laissant enlever avec l'ongle dans toute son étendue, si ce n'est vers le pylore où elle est d'un jaune rosé. La membrane muqueuse du jéjunum est blanche et a sa consistance ordinaire : celle de l'iléum est injectée ; vers le sommet des valvules, elle présente trois à quatre ulcérations de deux à trois lignes de diamètre dont les bords sont gonflés et fort rouges ; à la partie inférieure, elle est d'un rouge de sang. L'intestin contient une bouillie sanguine ; près de la valvule, sa membrane muqueuse est grisâtre, granulée, épaissie enfin ; elle est détruite à la valvule, dans une étendue de trois pouces en tous sens ; les bords de cette énorme ulcération sont durs, tuméfiés, saillans. Les autres membranes sont épaissies et presque lardacées. Trois ulcérations semblables à celle dont nous venons de parler, existent dans le colon ascendant, d'autres plus petites se trouvent au-dessous.

Ce fait démontre quelle réserve on doit mettre dans l'administration des poisons minéraux qui, non-seulement ne doivent être donnés qu'aux doses les plus minimes, mais dont il faut encore ne pas trop prolonger l'emploi. Avant que cet enfant prît l'arséniate de soude, toutes ses fonctions se faisaient bien ; après un mois et demi de son usage, il se déclare une violente gastro-entérite qui, par sympathie, enflamme le cerveau ; et, certes, cette dernière inflammation n'était pas nécessaire pour tuer la malade, car elle ne pouvait résister à l'étendue, à la gravité des lésions des intestins, surtout à ces énormes ulcères, produits ordinaires du long usage des poisons métalliques.

S'il était nécessaire de rapporter de nouvelles preuves, après toutes celles que nous avons données, que le délire n'est pas lié, comme le disent MM. Parent et Martinet, à l'inflammation de l'arachnoïde de la convexité, nous citerions encore ce fait, où non-seulement cette membrane et la pie-mère, mais encore toute la partie supé-

rieure des hémisphères cérébraux, étaient parfaitement dans l'état normal, quoiqu'il ait existé
un délire très-prononcé.

Comme dans la quatorzième observation, l'on
a vu ici la diarrhée s'arrêter et être remplacée
par la constipation, dès que les symptômes cérébraux ont paru, malgré la persévérance de la
grave inflammation du gros intestin.

DIX-SEPTIÈME OBSERVATION.

Onze ans : pneumonie tuberculeuse ; gastro-entérite à la
  suite de laquelle le cerveau s'enflamme : alors céphalalgie, vive sensibilité des yeux à la lumière. *Saignée
  locale.* Amélioration, puis retour des symptômes cérébraux, auxquels se joignent la dilatation des pupilles,
  l'irrégularité de la respiration, une vive sensibilité de la
  peau, des contractures dans les membres supérieurs, etc.
  Mort le neuvième jour de l'affection du cerveau. *Autopsie cadavérique :* épanchement considérable de sérosité dans les ventricules cérébraux ; traces d'inflammation
  dans le cerveau, les méninges, les poumons, l'estomac
  et les intestins.

Thérèse Arrouart, âgée de onze ans et demi,
entra à l'hôpital des Enfans dans le mois de septembre 1824, pour une pneumonie tuberculeuse ; elle en sortit quatre à cinq jours après,
et y fut ramenée le 5 octobre suivant, dans un
grand état de maigreur, et ayant une inflamma-

tion gastro-intestinale caractérisée par la rougeur de la langue, une soif vive, de la diarrhée et des vomissemens. L'état de la poitrine s'était aussi beaucoup aggravé ; il y avait une fièvre continue et des sueurs nocturnes.

Le 11 octobre, douleurs sus-orbitaires à droite; pouls irrégulier, fréquent (108 puls.); respiration régulière.

Le 12, somnolence; face colorée; peau très-chaude; pouls fréquent (125 puls.); douleurs frontales; yeux très-sensibles à la lumière; respiration suspirieuse; toux qui augmente la céphalalgie ; sensibilité épigastrique très-prononcée; une selle. *Pres. : dix sangsues sur la région épigastrique; cataplasme émollient sur le ventre.*

Le sang coule en assez grande quantité par les piqûres des sangsues; le soir la céphalalgie a diminué; pendant la nuit, la malade est tranquille.

Le 13, le mieux est plus prononcé : plus de douleurs, peu de soif, les facultés intellectuelles sont libres.

Le 14, la douleur de tête reparaît, ainsi que celle de l'abdomen; il y a de la somnolence, des envies de vomir, et le pouls est des plus fréquens. *On applique douze sangsues sur le ventre.*

Le 15, même état; mais de plus, vive injec-

tion des cornées; langue gonflée, rouge; sensibilité abdominale; mouvemens douloureux; irascibilité. *Presc. : sinapismes aux pieds.*

Le 16, pouls faible et fréquent (120 puls.);
respiration très-irrégulière; ramollissement de la
partie inférieure de la cornée; dévoiement.
Deux vésicatoires aux jambes.

Le 17, plaintes continuelles, et plus fortes
lorsqu'on touche la malade; pupille droite plus
dilatée; agitation; respiration de plus en plus
suspirieuse.

Le 18, la sensibilité si vive de la peau est aujour-
d'hui émoussée; on pince fortement la malade,
sans qu'elle donne aucun signe de souffrance;
assoupissement profond; du reste, même état.

Le 19, contractures dans les membres supérieurs; marque de souffrance à la pression des
parois du bas-ventre. Mort sans convulsions dans
l'après-midi.

Appareil sensitif interne. — Les membranes
de la convexité du cerveau sont tout-à-fait sèches;
circonvolutions déprimées des deux côtés; à
droite, vers la partie moyenne de l'hémisphère
droit, on voit quelques concrétions jaunes-pâles,
arrondies, dans le tissu sous-arachnoïdien; elles
donnent à ce tissu un aspect granulé, et par leur
intermédiaire, la pie-mère a dans quelques points
contracté des adhérences avec la substance corticale. On observe encore quelques plaques jau-

nâtres le long des veines, qui rampent à la surface du cerveau.

La substancé cérébrale est ferme et injectée ; le ventricule gauche renferme cinq ou six onces de sérosité limpide. Vers les commissures des nerfs optiques, dans les piliers antérieurs, la cloison est ramollie, diffluente, et présente du piqueté rouge vers sa partie supérieure, ainsi que vers les commissures dont nous venons de parler. Le cerveau enlevé, on voit à la base une infiltration gélatiniforme et purulente, qui occupe toute la partie moyenne, et s'étend sur les côtés, presque dans les scissures de Sylvius ; dans toutes ces parties, les méninges sont très-épaissies, opaques, couvertes de granulations.

Le mésocéphale et le cervelet paraissent parfaitement sains.

Appareil respiratoire. — Adhérence des plèvres gauches dans leur moitié postérieure ; ganglions bronchiques très-développés et tuberculeux ; poumon gauche hépatisé dans sa moitié postérieure, et farci de tubercules miliaires ; on en trouve beaucoup aussi dans le poumon droit, qui est revenu sur lui-même, mais non hépatisé.

Appareil digestif. — Membrane muqueuse gastrique d'un jaune clair, parsemée de stries blanchâtres où le derme est à nu, le corps muqueux étant détruit ; ces stries sont situées vers la grande extrémité de l'estomac, et entourées de plaques où le corps muqueux existe encore, mais est ramolli ; injection assez marquée vers le milieu de la grande courbure ; couleur grise vers le pylore, sans ramollissement ; même état de la membrane muqueuse duodénale, qui, en outre, est parsemée d'un grand nombre de follicules noirâtres ; les intestins grêles, revenus sur eux-mêmes, sont d'un très-petit calibre, paraissent injectés avant d'être ouverts, et le sont en effet dans presque toute leur étendue. La membrane muqueuse du gros intestin est injectée et a perdu son velouté.

Développement des ganglions mésentériques ; quelques-uns sont tuberculeux, même dans le méso-rectum.

Foie gorgé de sang.

Nous avons dit que la méningo-céphalite des enfans ne s'annonçait quelquefois que par des alternatives d'assoupissement et de convulsions ; c'est ce que prouve le fait suivant, rapporté par le docteur Abercombie, et que MM. Parent et Martinet ont consigné dans leur Traité sur l'inflammation de l'arachnoïde.

DIX-HUITIÈME OBSERVATION.

Un enfant de cinq ans, bien portant, est pris de convulsions, le 21 novembre 1817. Cet accident, de courte durée, est attribué à la dentition.

Le 22, oppression toute la journée. Le soir, coma qui cède au bout de quelques heures à l'emploi des sangsues et des purgatifs.

Le 23 et le 24, le malade est gai, et n'offre que quelques tiraillemens involontaires.

Dans la nuit du 24, il est pris de convulsions qui se renouvellent à diverses reprises, et il meurt le matin de bonne heure.

AUTOPSIE CADAVÉRIQUE. — 1°. Entre l'arachnoïde et la pie-mère, existait une couche de matière jaune, étendue sur toute la surface supérieure du cerveau, entre les hémisphères et sur le cervelet.

2°. Autour des nerfs optiques et sur la moelle allongée, on trouve également un épanchement gélatineux.

3°. Les ventricules contenaient environ une once de pus, et leurs parois étaient évidemment ramollies.

Tels sont les faits que nous offrons à l'appui de la description que nous avons donnée de la méningo-céphalite, et du tableau que nous avons fait des altérations qu'elle détermine dans les méninges. Aucun, il est vrai, ne présente toute cette longue série de symptômes que nous avons

dit appartenir à cette affection, mais qu'on ob
serve rarement sur un même sujet, surtout dans
les hôpitaux, où une foule de circonstances fâ-
cheuses précipitent la marche de la maladie ;
mais telle qu'elle se présente dans nos observations, elle est encore trop bien caractérisée pour
qu'on puisse la méconnaître.

Il existait, comme on l'a vu, des lésions très-
manifestes du cerveau chez tous les sujets de ces
observations. Qu'on ne pense pas que j'aie choisi
les faits pour ne présenter que ceux qui sont favorables à l'opinion que j'ai émise sur la cause
prochaine de cette affection, que je regarde
comme dépendante d'une inflammation combinée
du cerveau et des méninges ; car tous les autres
que je possède, qui ont été également recueillis
en 1824 et 1825 à l'hôpital des Enfans, de Paris,
offrent aussi des traces d'inflammation du cerveau ; et si je ne les ai pas rapportés, c'est qu'ils
sont incomplets sous le rapport de la description
de la maladie, que je n'ai pu soigneusement observer. Au reste, la plupart sont consignés dans
l'ouvrage de M. Senn sur la méningite des enfans ;
on peut les consulter, et l'on verra que, comme
nous l'avons dit, ils offrent tous des traces plus ou
moins fortes d'inflammation du cerveau.

Sur les quatorze faits de méningo-céphalite
que nous avons rapportés, on en trouve onze
qui coïncident avec d'autres phlegmasies, dont

un avec une pneumonie, trois avec la gastro-entérite, et sept avec ces deux inflammations à la fois : on voit donc combien les complications sont fréquentes dans cette affection ; toutefois il ne faudrait pas juger de leur fréquence par celle qu'on remarque dans nos observations ; en effet, elles ont toutes pour sujet des enfans indigens, plus disposés que tout autre aux inflammations gastro-intestinales, par l'usage qu'ils font de mauvais alimens, et aux phlegmasies de la poitrine par le peu de soins que leurs parens apportent à les préserver des causes qui les déterminent et à les faire traiter quand elles se déclarent ; il faut encore ajouter que les affections coïncidentes se développent très-souvent dans l'hôpital même ; rien de plus fréquent, par exemple, que d'y voir, pendant le cours d'une maladie qui leur est étrangère, les poumons s'enflammer, soit par l'effet de courans d'air froid, ou d'autres causes semblables.

Il me paraît donc bien certain qu'on se ferait une idée très-fausse de la fréquence des complications de la méningo-céphalite des enfans, si l'on ne consultait que les faits que nous offrent les hôpitaux, où la maladie est, dans la majorité des cas, consécutive aux phlegmasies de l'abdomen et de la poitrine ; tandis qu'elle est souvent primitive et sans complication dans les classes aisées de la société, où les enfans sont plus soumis aux causes qui déterminent l'affection idiopathique du cerveau, en agissant directement sur cet organe.

DU DIAGNOSTIC DE LA MÉNINGO-CÉPHALITE DES ENFANS.

Si l'inflammation de l'appareil cérébral s'annonçait toujours par les mêmes symptômes, ou si les symptômes par lesquels elle s'annonce ordinairement, ne pouvaient pas quelquefois dépendre uniquement de la simple irritation que réfléchit sur le cerveau quelque organe ou quelque tissu organique enflammé, il est certain que le diagnostic n'en serait jamais bien difficile; mais il n'en est pas ainsi, car elle diffère tellement par fois, et par sa marche, et par ses phénomènes morbides de sa physionomie ordinaire, que, comme le prouveront les faits que nous rapporterons, l'ouverture des cadavres peut seule en révéler l'existence; tandis que d'autres fois la simple irritation sympathique du cerveau en impose tellement par ses symptômes, en tout semblables à ceux que présente la méningo-céphalite, que la vue seule de l'état négatif de l'appareil cérébral peut tirer de l'erreur dans laquelle on était touchant la nature de la maladie, et c'est encore ce que les faits nous démontreront.

Au nombre des accidens et des affections qui peuvent occasioner des symptômes cérébraux dont l'ensemble simule la méningo-céphalite, il faut surtout compter la présence des vers dans les intestins, la dentition, la pneumonie dans son plus haut période, mais bien avant tout, les phlegmasies de l'estomac et de l'intestin grêle.

Plusieurs auteurs ont regardé les vers comme une des causes les plus puissantes de l'hydrocéphale aiguë qui n'est, comme nous l'avons vu, qu'une méningo - céphalite. Abercrombie, entre autres, a rapporté des faits qui sembleraient militer en faveur de cette opinion ; mais je pense que, dans tous ces cas, on s'est mépris sur la véritable cause de l'irritation communiquée au cerveau. Que les vers puissent déterminer quelques symptômes cérébraux en irritant la membrane muqueuse des intestins, rien ne me paraît plus certain ; mais il me paraît aussi prouvé que ces phénomènes morbides n'ont, dans ces cas, qu'une durée éphémère, qu'ils se bornent à quelques légères convulsions, partielles ou générales, après lesquelles toutes les fonctions rentrent dans l'état naturel, et qu'ils n'ont jamais cette persévérance des symptômes de l'inflammation cérébrale, à moins qu'ils ne parviennent à enflammer les intestins, ce qui est fort rare, bien qu'on en rencontre fréquemment dans les intestins enflammés. C'est alors l'entérite seule qui, par sa continuité de réaction sur le cerveau, peut parvenir à enflammer cet organe, ou seulement à simuler sa phlegmasie, en le tenant plus ou moins long-temps dans un état continu de simple irritation.

Une dentition laborieuse peut au contraire très-bien déterminer l'inflammation de l'appareil cérébral, comme elle occasionne très-fréquemment celle des bronches et des gros intestins ; mais, le plus souvent dans ces cas, l'irritation parvenue par sympathie au cerveau ou à ses membranes, n'est aussi que passagère. Cependant je l'ai vue plus d'une fois persévérer plusieurs jours, et donner lieu aux symptômes les plus caractéristiques de la méningo-céphalite, qui n'existait cependant pas, puisque tous ces accidens se dissipaient par la sortie des dents.

Comme nous l'avons déjà dit, il arrive assez souvent que, quelques jours avant la mort, les enfans atteints de pneumonie chronique présentent la plupart des symptômes cérébraux qu'on observe dans la méningo-céphalite ; les yeux sont agités de mouvemens convulsifs, les pupilles se dilatent, la tête se renverse en arrrière, la déglutition devient difficile, il y a des grincemens de dents, de l'assoupissement, etc. ; et, à l'ouverture des cadavres, on ne trouve dans le cerveau et les méninges aucune lésion organique qui rende compte de ces phénomènes, parce que l'épuisement dans lequel sont les sujets, et le peu de temps qu'ils ont duré, ont empêché l'irritation communiquée au cerveau de s'élever à l'état d'inflammation.

Les vers, la dentition, tromperont difficilement un praticien éclairé et attentif sur les phénomènes cérébraux qu'ils occasionnent, parce qu'ils n'ont pas la continuité de ceux que détermine la phlegmasie de l'appareil cérébral ; mais il n'en est pas de même de la gastro-entérite, qui peut irriter long-temps le cerveau sans l'enflammer, et provoquer tous les symptômes qu'on observe ordinairement dans la méningo-céphalite, à l'exception des contractures, qui seules tiennent à une désorganisation de la substance cérébrale, parce que, comme nous l'avons déjà dit, ils ne dépendent pas positivement de l'inflammation, mais bien de l'irritation qui peut, plus ou moins long-temps, et dans un degré plus ou moins fort, selon quelques circonstances, siéger dans un organe sans l'enflammer : c'est ce que prouveront les faits que nous allons rapporter.

DIX-NEUVIEME OBSERVATION.

Trois ans : symptômes de gastro-entérite intense auxquels
se joint l'assoupissement, le renversement de la tête en
arrière, la raideur du tronc, la dilatation des pupilles,
la difficulté de la déglutition, l'agitation convulsive du
globe de l'œil, le strabisme, l'insensibilité des pupilles
et l'emprosthotonos sans qu'il existât de lésion dans le
cerveau et les méninges.

Henriette Placet, âgée de trois ans, entra le
1er août 1824, à l'hôpital des Enfans, après huit
jours de maladie.

Le 3, elle présente les symptômes suivans :
peau chaude, rouge ; pouls fréquent (124 à 126
puls.), régulier ; langue un peu rouge, couverte
d'un enduit jaunâtre à sa base ; ventre sensible à
la pression ; paupières œdématisées ; tête fortement renversée en arrière ; raideur du tronc ;
pupilles dilatées, mais sensibles ; respiration peu
fréquente, mais régulière ; somnolence ; large escharre au pourtour de l'anus, s'avançant assez
loin sur les fesses. *Huit sangsues sur l'épigastre ;
cataplasmes légèrement sinapisés aux pieds ;
oximel ; lavement émollient ; décoction de kina
alcoolisée pour fomenter l'escharre.* Le sang
coule beaucoup : on est obligé de l'arrêter ; le
soir, la déglutition est difficile.

Le 4, face pâle, langue sèche ; pouls fréquent (160 pulsations), assez développé ; peau chaude ; tête toujours renversée en arrière et à gauche ; yeux roulans dans les orbites, pupilles dilatées ; assoupissement plus prononcé que la veille ; constipation. *Oximel ; deux demi-lavemens avec la décoction de kina.*

Le 5, la malade est couchée sur le ventre, probablement pour éviter la douleur de l'escharre ; plaintes ; déglutition difficile ; strabisme ; pupilles fortement dilatées et insensibles ; yeux ternes ; persévérance de l'assoupissement et du renversement de la tête en arrière et de la constipation. *Presc. : lavement simple vinaigré, pour exciter quelques selles ; ensuite, lavement de quinquina.*

Le 6, pouls fréquent, toujours assez développé, mais régulier ; peau chaude ; respiration plaintive ; emprosthotonos ; continuation de tous les autres symptômes observés la veille ; *même prescription.*

Le 7, même état ; la déglutition devient impossible, et l'assoupissement plus profond.

Le 8, un assez grand nombre de petits boutons arrondis, contenant de la sérosité purulente, se font remarquer sur les bras et la face ; les yeux sont ternes, fixes ; les pupilles dilatées, insensibles ; la respiration est suspirieuse ; le pouls imperceptible ; la face pâle, hippocratique ; mort à onze heures du matin.

Autopsie cadavérique, vingt heures après la mort.

Habitude extérieure. — L'eschare s'étendait à toute l'épaisseur de la peau, et dans plusieurs points elle s'enfonçait dans le tissu cellulaire sous-cutané.

Appareil sensitif interne. — L'arachnoïde de la convexité est humide, transparente, nullement injectée ; légère suffusion sanguine dans le tissu sous-arachnoïdien, surtout à gauche ; vaisseaux cérébraux peu développés ; hémisphères parfaitement sains ; très-peu de sérosité dans les ventricules ; parties moyennes non ramollies ; aucune infiltration dans les méninges de la base, qui n'offrent aucune altération; la protubérance cérébrale et le cervelet n'offrent rien de particulier.

Appareil respiratoire et circulatoire. — Plèvres saines ; poumon gauche un peu engoué ; cœur sain.

Appareil digestif. — La membrane muqueuse de l'estomac présente, dans une assez grande étendue, une couleur rouge piquetée, mais peu marquée : cette rougeur est plus prononcée vers le pylore ; le duodénum est aussi rouge avec arbo-

risations ; quelques valvules de la partie supérieure du jéjunum sont enflammées ; les plaques
de Brunner son trouges et boursoufflées, surtout
vers la fin de cet intestin ; l'iléon présente plusieurs ulcères et de larges et nombreuses plaques
rouges, boursoufflées ; ces lésions sont d'autant
plus nombreuses qu'elles s'approchent de la valvule iléo-cœcale, qui est elle-même enflammée.
Rien de particulier dans le gros intestin.

Larges ecchymoses sur la membrane muqueuse
de la vessie, qui est partout fortement injectée ;
tous les ganglions mésentériques sont rouges et
gonflés, mais non tuberculeux ; les autres viscères
de l'abdomen sont sains.

Il est fâcheux qu'on n'ait point examiné la
moelle épinière, qui aurait peut-être présenté la
cause de la raideur tétanique dans laquelle la
malade est restée quelque temps.

Peut-on ne pas être frappé de l'analogie que
présente cette observation, sous le rapport des
symptômes, avec la plupart de celles que nous
avons rapportées ? Qui, en voyant cet assoupissement profond et prolongé, cette persévérance
de la dilatation et de l'insensibilité des pupilles,
ces mouvemens convulsifs du globe de l'œil, le
strabisme et le renversement de la tête en arrière,
qui, dis-je, n'aurait pas cru à l'existence d'une
hydro-céphale aiguë, d'une méningite de la base,

d'une méningo-céphalite; et cependant rien de cela n'existait; les ventricules se trouvaient à peu près vides, et le cerveau et ses membranes étaient sans la moindre altération. Que conclure d'un pareil fait? Dirons-nous que l'affection du cerveau n'était pas ici de même nature que celle des sujets des faits précédens? Non certes, car il me paraît bien certain qu'il n'y avait d'autre différence avec les cas de méningo-céphalite, consécutive d'inflammation gastro-intestinale, que dans le degré d'irritation communiqué au cerveau qui n'aura pas été assez élevé pour enflammer cet organe : lequel, peut-être aussi, par une disposition particulière, offrait plus de résistance à l'inflammation; car on ne peut douter que l'aptitude à contracter cet état morbide ne varie, non-seulement dans chaque organe, mais dans un même organe, d'après l'idiosyncrasie individuelle.

VINGTIEME OBSERVATION.

Treize ans : symptômes de pneumonie tuberculeuse et de gastro-entérite sur-aiguë, auxquels se joignent les phénomènes les plus caractéristiques de l'inflammation des méninges; mort. *Autopsie cadavérique :* nulles traces d'inflammation dans l'appareil encéphalique; tubercules pulmonaires miliaires; ulcération ancienne de l'estomac; injection forte, et teinte grise des intestins grêles; tubercules suppurés dans la rate; foie gras avec quelques tubercules.

Anne Cosson, âgée de treize ans, d'un tempérament lymphatico-nerveux, fut amenée le 22 mars 1824 à l'hôpital des Enfans. Elle était malade depuis un mois ; elle avait de la fièvre, une toux fréquente, des douleurs de poitrine, et de temps en temps de légères hémoptysies.

A son entrée, elle était dans un état de maigreur assez avancée ; la respiration s'entendait peu à droite, en arrière et en haut ; la langue était gonflée, le pouls accéléré (82 puls.), la peau naturelle ; point de douleurs ; toux fréquente. *Huit sangsues à l'anus ; diète ; lavement émollient.* Dans la nuit, vomissemens bilieux.

Le 23, abdomen douloureux à la pression ; peau chaude, sèche ; langue rouge, gonflée ; pouls fréquent (100 puls.). *Seize sangsues à l'épigastre.* Les douleurs persistent ; mais les vomissemens ne reparaissent pas. Dans l'après-midi, la malade est prise d'étouffement qui amène un état voisin de la syncope ; revenue à elle, elle assure avoir déjà éprouvé chez elle, plusieurs fois, de semblables attaques pendant lesquelles elle sent un serrement à la gorge, et un poids sur la poitrine. Le soir, il survient des vomissemens bilieux abondans, et plusieurs évacuations par le bas.

Le 24, les vomissemens persistent, la soif est très-vive ; du reste, même état que la veille. *Huit sangsues à l'anus ; sinapismes aux pieds.* A midi, elle a un accès, perd complètement connaissance ; on observe un mouvement continuel de mâchonnement. Le soir, il survient un peu de délire, et dans la nuit des vomissemens.

Le 25, perte de connaissance ; mouvemens convulsifs dans les bras ; grande irrégularité dans la respiration et la circulation ; langue rouge, sèche ; sensibilité extrême du ventre, surtout dans la région ombilicale ; la moindre pression suffit pour arracher des cris à la malade ; peau chaude et sèche ; somnolence ; céphalalgie sus-orbitaire ; mouvemens dans les muscles de la face. *Presc. : boisson gommeuse ; bain tiède.* Au bain, la malade pousse des cris étouffés, et joint fortement les mains. Transportée dans son lit, elle présente une foule de symptômes nerveux, variant à chaque instant. A quatre heures, face colorée ; pouls à 120, plus développé que le matin ; vive agitation ; cris ; vomissemens bilieux abondans. *Douze sangsues sur l'ombilic.* A huit heures du soir, prostration ; peau fraîche, respiration peu fréquente ; bouche très-sèche ; *Glace sur la tête ; sinapismes aux pieds.* Les sinapismes amènent un état d'agitation qui oblige à les lever. Alors le calme revient. La nuit est assez bonne.

Le 26, le pouls est petit, fréquent (114 puls.); délire continuel ; peau chaude ; face assez colorée ; agitation des yeux ; raideur du bras droit ;

sensibilité de toute la peau ; pas de douleurs abdominales. *Huit sangsues derrière les oreilles ; vésicatoire à la nuque.* Dans le jour, même état. A quatre heures de l'après-midi, les avant-bras sont fortement fléchis ; pouls à 120, misérable ; respiration accélérée. Mort à neuf heures du matin, sans convulsions.

AUTOPSIE CADAVÉRIQUE, faite le 29 mars.

Appareil sensitif interne. — Les méninges, examinées avec soin sur la convexité et à la base, n'offrent aucune altération ; le cerveau est parfaitement sain, ses ventricules ne renferment qu'une très-petite quantité de sérosité.

Appareil respiratoire. — Poumons farcis de tubercules granulés et miliaires ; parenchyme crépitant dans tous les points, excepté vers la partie inférieure du lobe droit, qui est engorgé de sang et de sérosité ; adhérences anciennes et peu nombreuses des plèvres gauches ; membranes muqueuses des bronches, blanches rosées.

Appareil circulatoire. — Hypertrophie des parois du ventricule gauche.

Appareil digestif. — La membrane muqueuse de l'estomac est blanche ; ulcération, à bords arrondis, située à deux pouces au-dessus du pylore ; au fond de cette ulcération, on aperçoit la séreuse.

Teinte grisâtre du jéjunum ; injection forte de ses vaisseaux , ainsi que de ceux de l'iléum ; teinte rouge de la membrane muqueuse colique ; petite ulcération rougeâtre près du colon transverse.

Ganglions sains ; rate recouverte de fausses membranes assez adhérentes , et contenant dans son extérieur une grande quantité de tubercules mélaniques , dont plusieurs sont ramollis et comme en suppuration ; foie gras, pâle, contenant çà et là quelques tubercules jaunâtres.

Ce fait n'a peut-être pas , aussi bien que le précédent, simulé l'inflammation de la méningocéphalite. Pendant quelque temps , les symptômes cérébraux ne revenaient que par accès ; mais , dès le 24 , on leur voit prendre de la fixité, et les vomissemens , l'irrégularité de la respiration, la céphalalgie , les mouvemens convulsifs des muscles de la face et de l'œil, l'agitation et le délire qui est continu , ne semblent plus laisser le moindre doute sur l'existence d'une inflammation de l'appareil cérébral ; aussi dirige-t-on le traitement contre cette affection , dont cependant on ne trouve pas la moindre trace à l'ouverture du cadavre. Vainement douterait-on de l'exactitude des recherches d'anatomie pathologique, car il me suffira de dire qu'elles ont été faites sous la direction de M. Guersent, pour prouver qu'on a apporté tous les soins possibles dans l'examen du cadavre. Au reste, quoique témoin du fait, je serais encore moi-même le premier à douter de la non-existence, dans ce cas, de toute inflammation dans le cerveau ou ses annexes, si c'était le seul que j'eusse vu de semblable, et si d'autres analogues n'avaient pas été vus par des observateurs qui font autorité en anatomie pathologique : ainsi, sans citer ceux qu'on trouve consignés dans les ouvrages, qu'on se reporte à la seizième observation, à la huitième, rapportée par M. Andral, et à celle qui précède celle-ci, et l'on ne pourra douter de la possibilité de ces faits, que démontrent d'ailleurs l'analogie et le raisonnement. En effet, ne voit-on pas également la gastro-entérite, comme l'inflammation de tous les grands viscères, troubler fréquemment les fonctions de beaucoup d'autres organes sans qu'il en résulte d'altération appréciable dans leur texture? La peau ne devient-elle pas, sous leur influence, brûlante et sèche? ses sécrétions n'augmentent ou ne diminuent-elles pas, bien qu'elle conserve sa couleur naturelle? et peut-on douter qu'il n'en puisse être ainsi de tous les organes sécréteurs? La sensibilité morbide des muscles, symptomatique de ces phlegmasies, n'entraine non plus aucune altération dans leur texture; et leur contractilité peut être aussi exagérée sans qu'ils deviennent le siége de congestions ; pourquoi donc le cerveau ne pourrait-il pas aussi être sympathiquement affecté au point même de déterminer la mort en arrêtant les fonctions des organes qui sont sous sa dépendance, et auxquels la vie est essentiellement liée, sans que l'inflammation s'en emparât (1) ?

Les deux faits que nous venons de rapporter, de même que ceux qui font le sujet des 5e, 6e, 7e, 8e observations, sont de nouvelles preuves de la prééminence morbide du cerveau dans la maladie qui nous occupe : car personne ne croira, sans doute, que les méninges, sans être enflammées, puissent prendre part à la formation des symptômes cérébraux qui, par leur nombre et leur ensemble, ont si bien simulé la méningo-céphalite ; ils étaient donc bien uniquement dépendant de l'irritation sympathique du cerveau. Dès-lors, qu'importe que dans quelques cas l'inflammation sévisse plus sur les méninges que sur le cerveau, quand on sait que cet organe irrité peut, sans être enflammé, déterminer les mêmes phénomènes

(1) Dans mon Mémoire couronné l'année dernière par la Société médicale d'émulation, j'ai prouvé, par des expériences faites sur des animaux vivans, que la mort pouvait avoir lieu par les centres nerveux sans qu'ils fussent sensiblement altérés.

qu'on observe avec son inflammation et celle de ses membranes.

Nous venons de voir combien les symptômes cérébraux simulant la méningo-céphalite par leur multiplicité, leur persévérance et leur nature, pouvaient rendre dans quelques cas le diagnostic de cette maladie difficile ; nous allons maintenant le montrer plus difficile encore par l'absence de presque tous les phénomènes caractéristiques de cette inflammation, qui existait cependant dans un haut degré.

VINGT-UNIÈME OBSERVATION.

Une fille de quatre ans entra, le 22 avril 1824, à l'hôpital des Enfans, ayant une ophthalmie, et présentant des symptômes d'entéro-colite et de tubercules bronchiques. Malgré le traitement, approprié à ces différentes affections, elles persévérèrent, mais dans un degré modéré. Cependant à la mi-octobre, la toux était vive et revenait par quintes, comme dans la coqueluche ; il y avait de la fièvre, du dévoiement, et l'œil, qui était très-rouge, devint sensible à la lumière ; du reste, la malade avait conservé son appétit.

Le 27 de ce mois, elle éprouva de l'agitation, se plaignit beaucoup ; la fièvre était forte. Le 29, elle eut plusieurs vomissemens ; la chaleur de la peau était intense, la respiration gênée, le pouls à 130, la langue sale; le dévoiement était arrêté.

Le 4 décembre, la diarrhée recommence, les vomissemens cessent; il survient quelques convulsions et de l'opisthotonos; mais l'intelligence reste parfaite.

Le 6, le renversement tétanique du corps persévère, et l'enfant meurt sans avoir présenté d'autres symptômes que ceux que nous venons de citer.

AUTOPSIE CADAVÉRIQUE.

Appareil encéphalo-rachidien. —Arachnoïde cérébrale sèche, vaisseaux superficiels injectés; forte injection de toute la masse cérébrale; dilatation des ventricules par beaucoup de sérosité trouble; destruction complète du septum lucidum; ramollissement du corps calleux, de la cloison et des parois des ventricules : toutes ces parties sont fortement piquetées de sang; plexus choroïdes pâles, très-friables; arachnoïde opaque, près de la protubérance annulaire.

Les membranes de la moelle épinière sont distendues par de la sérosité; mais la moelle n'offre pas la plus légère altération dans sa consistance et sa couleur.

Appareil respiratoire. — Plèvres saines, pou-

mons sains ; ganglions bronchiques très-développés et tuberculeux.

Appareil digestif.—La membrane muqueuse
de l'estomac est légèrement rosée ; les intestins
grêles présentent plusieurs ulcérations et un
peu de rougeur ; le cœcum est fortement injecté ; la membrane muqueuse de la vessie est
rouge, épaissie, et visiblement dans un état d'inflammation chronique.

Il n'existait véritablement chez cet enfant que
de bien faibles indices d'une affection de l'appareil encéphalique : l'opisthotonos ne pouvait être
rapporté qu'à une lésion de la moelle épinière :
tous les autres symptômes étaient l'effet de
l'état maladif de la poitrine ou de l'abdomen,
à l'exception des convulsions survenues l'avant-
veille de sa mort, qui seules pouvaient éveiller
l'attention sur l'état du cerveau, mais jamais faire
soupçonner une inflammation aussi étendue que
celle dont il était le siége. Aucun phénomène mor-
bid en'a non plus annoncé l'existence de l'épanchement si considérable des ventricules latéraux.

C'est le cerveau qui a été particulièrement
lésé dans ce cas insidieux. Dans celui que nous
allons rapporter, et que nous empruntons à
MM. Parent et Martinet, ce sont au contraire
les méninges qui ont été le plus affectées par
l'inflammation.

VINGT-DEUXIÈME OBSERVATION.

Un enfant, de huit ans, était malade depuis six semaines, lorsqu'il fut amené à l'hôpital des Enfans, dans l'état suivant :

Face pâle, terreuse ; joues caves ; cercle des yeux bleuâtres ; pupilles dilatées ; langue couverte d'un léger enduit muqueux ; nulle envie de vomir ; ventre plat, paraissant un peu dur et sensible à la pression ; anxiété extrême, exprimée par un air de tristesse profonde et par des plaintes continuelles ; sommeil calme et paisible ; intégrité parfaite des facultés intellectuelles ; toux rare, sans expectoration ; poitrine sonore dans tous les points ; mouvement fébrile vers le soir. On le considère comme phthisique, et on prescrit un traitement adoucissant.

Le deuxième jour, pupilles un peu plus dilatées ; abdomen un peu plus douloureux à la pression ; même état de la face, du moral et des facultés intellectuelles.

Le troisième jour, les pupilles cessent d'être dilatées ; toux sèche et fréquente ; intégrité parfaite de tous les appareils et de l'intelligence ; mouvement fébrile vers le soir.

Le quatrième jour, diminution rapide des forces, du reste même état.

Le cinquième jour, plaintes vagues, exprimant un malaise extrême, mais sans douleur fixe ; pouls à peine sensible, filiforme ; face presque cadavéreuse.

Le sixième jour, mort à cinq heures du matin, précédée de quelque mouvemens convulsifs dans les muscles de la face et dans les yeux.

AUTOPSIE CADAVÉRIQUE. Le crâne étant ouvert, on sentit une fluctuation manifeste sous la dure-mère qui recouvre la moitié gauche du cerveau ; cette membrane était pâle et un peu épaissie ; une incision ayant été faite à l'endroit de la fluctuation, il s'échappa environ deux onces d'un liquide assez semblable à du petit-lait clarifié ; ce liquide était répandu en nappe sur toute la moitié gauche du cerveau, et contenu dans la cavité de l'arachnoïde ; la séreuse était couverte, tant sur le feuillet encéphalique que sur le feuillet méningien, d'une exsudation albumineuse jaune et ancienne qui s'enlevait en ratissant légèrement la membrane laquelle offrait alors son aspect naturel ; mais au-dessous d'elle, et entre les anfractuosités cérébrales, on apercevait çà et là des traces de cette exsudation jaunâtre, qui seulement était alors plus consistante : cette matière était plus abondante auprès et le long du sinus longitudinal supérieur : elle devenait de plus en plus rare en avançant sur les côtés du cerveau, et disparaissait vers sa base.

L'hémisphère droit ayant été mis à découvert, et la dure-mère qui le recouvre incisée, il ne s'en écoula que très-peu de sérosité blanchâtre et transparente ; ce n'était que le long du sinus longitudinal, entre les anfractuosités, qu'on apercevait quelques portions de matière albumineuse jaunâtre ; le reste ne présentait d'autre altération qu'une infiltration considérable de la pie-mère ou du tissu cellulaire sous-séreux.

A la base, on rencontra encore une once de sérosité purulente, semblable à celle qu'on avait trouvée sur l'hémisphère droit ; elle était surtout amassée en grande quantité entre l'origine de la moelle épinière et la gouttière basilaire : de sorte que l'origine des septième, huitième, neuvième et dixième paires baignait dans ce liquide ; ces nerfs ne présentaient pas d'altération notable. La substance cérébrale était saine. Les ventricules ne contenaient pas de sérosité. Le cervelet était sain. Intégrité parfaite de tous les organes de l'abdomen et de la poitrine.

Il est impossible de voir un défaut plus complet de symptômes cérébraux que celui qu'a présenté ce fait, car il ne faut pas parler de ceux qu'on a observés au moment de la mort, et ce-

pendant les lésions trouvées dans les méninges
de la convexité annonçaient une inflammation
grave et étendue. L'observation suivante, rapportée par les mêmes auteurs, ne nous paraît
pas offrir moins d'intérêt.

VINGT-TROISIEME OBSERVATION.

« Une jeune fille, âgée de huit ans et demi,
d'une bonne constitution, entra à l'hôpital des
Enfans le 29 août 1819. Depuis un an, sans cause
connue, elle éprouvait des douleurs profondes
dans la nuque, peu vives à la vérité, mais continuelles et avec gêne considérable des mouvemens
du cou. Le côté gauche ne tarda pas à devenir
le siége d'une faiblesse considérable. Peu à peu
la tête s'inclina sur l'épaule gauche et un gonflement se fit apercevoir à la partie gauche et
postérieure du cou, à la hauteur de la deuxième
vertèbre. La faiblesse du côté malade alla en augmentant ; la vessie fut même paralysée pendant
quelque temps. Deux cautères appliqués sur les
côtés de la tumeur cervicale, mirent la malade
dans le cas de se soutenir et de mouvoir un peu
le bras gauche.

A son entrée à l'hôpital, l'enfant marchait,
quoiqu'avec peine ; le bras était pesant, habituellement engourdi, un peu amaigri et ne pouvait
être porté à la tête ; celle-ci s'inclinait à gauche

par un quart de torsion du cou ; ses mouvemens étaient très-circonscrits et douloureux. Au-
dessous de la partie gauche de l'occiput on sentait
un engorgement profond, uniforme, mais cir-
conscrit, soulevant la peau. Sur le côté gauche
du cou, existaient quelques ganglions lymphatiques tuméfiés ; la voix était gutturale, la pro-
nonciation difficile ; du reste, l'état général était
assez bon. L'enfant témoignait de la gaîté, de
l'appétit, un vif désir de guérir. Les facultés intellectuelles étaient parfaites ; le ventre était un peu
dur, tuméfié, mais indolent.

Un autre cautère fut appliqué au côté gauche
de la tumeur, le premier s'étant fermé ; on faisait usage de boissons amères et de frictions avec
l'ammoniaque. Dès que le cautère fut en suppuration, l'enfant put remuer le bras et le porter à
la tête ; la respiration devint alors gênée, bruyante
pendant le sommeil, et semblable à celle des individus affectés de polypes dans les fosses nasales.

Rien de particulier jusqu'au dix-huit septembre,
où l'on commença à s'apercevoir que la peau était
chaude le soir, et que la respiration était plus embarrassée ; du reste, aucun trouble sensible des
diverses fonctions : on diminue les alimens et l'on
ordonne des boissons délayantes.

Le soir du même jour, la respiration étant plus
gênée pendant le sommeil, et la chaleur de la
peau étant plus âcre, on réveilla l'enfant, qui

affirma dormir et ne ressentir aucun mal. Deux heures après, cette gêne augmentant, on la trouva assoupie, respirant avec la plus grande difficulté, faisant des efforts inutiles pour parler ; la main sans cesse portée au larynx : on crut à l'existence d'un croup, et on appliqua un vésicatoire au-devant du cou. Quelques momens après les yeux devinrent saillans, comme égarés ; les réponses devinrent incohérentes, et la malade vomit des mucosités. On appliqua des sinapismes aux cuisses.

Le 19 septembre, assoupissement continuel ; pupilles dilatées et peu sensibles ; pouls rare, un peu dur, peu développé ; respiration de plus en plus embarrassée ; lèvres gonflées, violettes ; langue épaisse, arrière-bouche rouge et gonflée ; perte totale des forces. Sinapismes aux bras et aux jambes ; six sangsues au cou ; lavement pur-gatif ; fumigation excitante. A midi, respiration stertoreuse. Mort sans convulsions, mais avec de l'agitation.

Autopsie cadavérique. Arachnoïde des faces supérieures et latérales des hémisphères, épaissie, opaque, d'un blanc mat.

Arachnoïde de la base du cerveau très-épaissie, inégale, grisâtre, opaque, unissant intimement entre eux les lobes du cerveau et leurs circonvo-lutions. Cette membrane, au-devant de la protu-bérance annulaire, avait plus d'une ligne d'épaisseur et présentait une circonstance remarquable. Toute l'arachnoïde de la partie gauche et inférieure du cervelet était très-endurcie et adhérente à sa substance, qui était mollasse et comme macérée. Les fosses de la base du crâne contenaient une assez grande quantité d'un liquide brunâtre, mêlé de flocons de la même couleur, granuleux, comme sanieux, et qui semblait refluer par le trou occipital. Les ventricules latéraux contenaient deux onces et demie environ de sérosité trouble, floconneuse ; leur membrane était un peu épaisse ; le troisième et le quatrième ventricules étaient également remplis de sérosité très-floconneuse. Le diamètre du trou occipital était rétréci à gauche par une tumeur très-développée sous la dure-mère vertébrale, et qui comprenait la moelle allongée. L'altération de l'arachnoïde s'étendait à un pouce et demi dans le canal vertébral et formait un cul-de-sac rempli par le liquide dont nous avons parlé au sujet des fosses de la base du crâne. L'apophyse transverse gauche de l'atlas était détruite ; la surface articulaire correspondante, dépouillée de cartilage, était usée en grande partie et assez lisse, quoique plus friable que dans l'état naturel ; la facette articulaire de l'occipital présentait une altération analogue. Cette articulation était comme le centre d'un abcès à plusieurs prolongemens, dont l'un, saillant sur le côté gauche du grand trou occipital, se portait au-devant de l'atlas, jusqu'au haut du pharynx, où il formait une poche qui repoussait la partie postérieure ; l'autre, plus considérable, se partageait en deux parties, dont l'une refoulait en dehors la veine jugulaire interne, et l'autre, du volume d'une forte noix, se dirigeait en arrière sous le muscle grand oblique de la tête. Ce muscle, épanoui, aminci, formait en quelque sorte une des parois de cet abcès ; son extrémité supérieure ayant perdu son point d'attache, par la destrcution de l'apophyse transverse de l'atlas, se confondait avec le tissu cellulaire et les ligamens voisins. L'intérieur de cet abcès était à moitié vide ; le pus paraissait y avoir été résorbé en partie ; ce qui en restait était épais, consistant et aplati par couches membraniformes. — Les poumons étaient sains, un peu engorgés de sang. — L'abdomen ne présentait rien que de naturel, sauf le foie qui était aussi un peu gorgé de sang. »

La paralysie du bras chez cet enfant ne permettait pas, il est vrai, de méconnaître l'affection de l'un des centres nerveux, et les douleurs profondes ressenties à la nuque, la gêne considérable des mouvemens du cou, et surtout ce gonflement survenu à la hauteur de la seconde vertèbre, devaient fortement faire croire qu'elle était liée à une lésion de la moelle épinière ; mais rien n'annonçait encore, la veille de la mort, le fâcheux état dans lequel se trouvait le cerveau. La gêne extrême, survenue tout-à-coup dans la respiration, et dont on n'a pas saisi la cause, était, comme la paralysie, dépendante de l'affection de la partie supérieure de la moelle épinière, et ce n'est que douze ou quinze heures avant que cet enfant expirât, qu'il survint quelques symptômes, tels que l'incohérence des idées, la dilatation et l'insensibilité des pupilles, et surtout l'assoupissement qui put faire soupçonner l'inflammation de l'appareil encéphalique, qui, cependant, datait d'un temps bien antérieur, comme l'a démontré la nature de ses lésions, principalement l'épaississement très-prononcé des méninges.

Si la lenteur avec laquelle l'inflammation cérébrale s'est établie chez le sujet de cette observation, explique jusqu'à un certain point l'absence des symptômes qui l'annoncent ordinairement, on ne peut attribuer à la même cause la marche occulte, insidieuse, que la maladie a suivie dans le fait remarquable suivant, publié par M. Deslande, dans le trente-quatrième volume du Journal universel.

VINGT-QUATRIÈME OBSERVATION.

« M. Deslande fut appelé, le 5 juillet 1823, au

soir, près d'un enfant de trois ans, remarquable par sa force et son développement, ayant la tête volumineuse, les facultés intellectuelles précoces, et dont la santé avait été jusque là parfaite sous tous les rapports. Il était indisposé de la veille ; nulle cause connue n'avait provoqué l'indisposition ; l'enfant avait été moins gai, et s'était plaint de la tête après le dîner, qui n'avait présenté rien de particulier, et qui n'avait pas été plus copieux que de coutume. La nuit suivante fut agitée ; pendant la journée du 5, l'enfant eut assez de gaieté, joua comme d'habitude, cependant il avait moins d'appétit ; il s'endormit à son heure ordinaire ; je le vis, dit M. Deslande, dans son premier sommeil. Le sommeil était calme, il n'y avait ni chaleur de la peau, ni fréquence du pouls, ni rougeur de la langue ; sans un peu de pâleur au visage, et les circonstances commémoratives, j'aurais pensé que la santé de cet enfant était parfaite. M. Broussais l'observa un instant après, et ne vit rien de plus. Nous conseillâmes un bain de pieds. Le malade se laissa réveiller sans peine, sans murmure, fut gai et tout-à-fait éveillé pendant sa durée. La nuit fut plus calme que la précédente, calme, par conséquent, comme dans l'état de santé. Le 6 au matin, le réveil eut lieu à la même heure que de coutume ; cependant l'enfant vomit une ou deux fois ; on crut remarquer dans ses idées, d'ailleurs presque constamment justes, quelques indices de délire. A neuf heures, survient de l'assoupissement; à onze heures, moment de morosité ; cet assoupissement était continuel, mais peu profond ; on ne pouvait toucher le malade, ni lui parler sans lui arracher un cri aigu ; la langue était pâle et humide, la peau fraîche ; le pouls sans fréquence ni aucun autre caractère morbide ; les membres jouissaient à droite et à gauche de l'intégrité de leurs mouvemens, bref, il n'existait que l'assoupissement. Je ne pus voir les pupilles. J'ordonnai six sangsues aux tempes.

Un quart d'heure s'était à peine écoulé depuis mon départ, qu'au moment où on allait mettre les sangsues, l'enfant expira. Dans le court espace pendant lequel il rendit le dernier soupir, la face pâlit, les lèvres blanchirent sans secousses convulsives, le poignet gauche se ferma fortement, et le bras du même côté se contracta avec force. Plusieurs heures après la mort, tous les membres étaient dans le relâchement le plus complet.

L'ouverture du cadavre fut faite vingt-sept heures après la mort, en présence de M. Broussais. Le crâne était volumineux, bien ossifié, les sinus de la dure-mère gorgés de sang. A mesure que M. Deslandes visitait cette membrane, le cerveau s'échappait par l'ouverture, plus que d'ordinaire. Les circonvolutions cérébrales étaient un peu aplaties. La portion d'arachnoïde qui recouvre la convexité des hémisphères était rouge, injectée, sans opacité ni exsudation ; elle présentait surtout cette rougeur sur l'hémisphère droit, vers le lobe moyen sur lequel elle était comme ecchymosée. Près de cet endroit, il existait deux taches blanches, irrégulières, ayant à peu près un pouce dans leur plus grand diamètre ; ici l'arachnoïde manquait, et la couleur blanche appartenait à la substance corticale du cerveau, qui était considérablement ramollie. Il fut impossible de juger de l'étendue de ce ramollissement. Toute la substance du cerveau et du cervelet était dans un état de mollesse tel qu'on ne pouvait le toucher sans la détruire. Il n'y avait pas une goutte de sérosité dans les ventricules. M. Deslandes ne put du reste observer ni la base du cerveau, ni la protubérance annulaire ; aussitôt que l'instrument ou les doigts avaient touché cet organe, il n'y avait plus de moyen d'y rien reconnaître. Il retrouva à la face interne de la dure-mère, à l'endroit correspondant aux deux taches blanches, de la bouillie cérébrale. Le cerveau n'était point injecté de sang. Il n'y avait rien dans la poitrine, rien dans l'abdomen, si ce n'est des rougeurs dans quelques points de la membrane muqueuse de l'iléon, et de l'engorgement dans les glandes du mésentère.

L'intérêt que ce fait présente est trop frappant pour qu'il soit nécessaire de le faire ressortir par de longs commentaires. Jusqu'au jour de la mort, il n'existait rien, absolument rien qui dût faire soupçonner une affection grave du cerveau, et ce n'est que cinq ou six heures avant la mort qu'apparurent tout-à-coup quelques symptômes, comme cette extrême irritabilité, qui faisait jeter des cris au malade dès qu'on le touchait ou seulement qu'on lui parlait, qui durent faire naître des craintes sur l'état des organes encéphaliques, mais non telles cependant qu'on dût redouter une fin aussi prochaine.

Nous ne nous perdrons pas en conjectures pour rechercher la nature du ramollissement encéphalique ; nous ferons seulement remarquer qu'il était analogue au ramollissement blanc dont nous avons déjà parlé, qu'on observe si souvent dans les parties moyennes, et que la coïncidence de cette désorganisation avec l'inflammation des méninges, inflammation si remarquable dans ce cas par la destruction d'une partie de ses membranes, doit faire croire que l'irritation a présidé à ce travail pathologique.

Les faits que nous venons de rapporter suffiront, je pense, pour montrer combien le diagnostic de la méningo-céphalite des enfans est par fois obscur, et avec quelle facilité l'expérience de l'observateur le plus éclairé peut être mise en défaut par cette maladie. Cependant nous devons dire que ces cas sont rares ; mais on en voit assez fréquemment qui, sans offrir une marche aussi trompeuse, demandent la plus grande attention et beaucoup de connaissances dans l'appréciation des symptômes cérébraux, pour ne pas être méconnus avant que tout traitement devienne inutile.

DU PRONOSTIC.

Tous les médecins qui ont écrit, sous quelque dénomination que ce soit, sur la méningo-céphalite des enfans, l'ont considérée comme une maladie très-fâcheuse ; mais tous ne lui ont pas trouvé le même degré de gravité. Watzon, Fothergill, Boerhaave, Camper et plusieurs autres, pensent que cette affection est au-dessus des ressources de l'art ; Odier, de Genève, sans la croire essentiellement mortelle, en regarde la guérison comme étant très-rare. «A peine, dit-il, guérit-on deux ou trois malades sur cent, et encore ces guérisons sont-elles imparfaites : le malade demeure toujours ou épileptique ou sujet aux convulsions, ou il est atteint, à quelque distance de l'hydrocéphale, d'une maladie lente provenant de quelque affecion du cœur, ou il succombe enfin sous quelque rechute mortelle. Les

exemples de guérison complète sans accidens sub-
séquens, sont bien rares (1). »

Mais Perceval et le docteur Bouvier ont porté
sur le résultat de cette maladie, un jugement bien
moins fâcheux. Le premier dit avoir guéri onze
malades sur vingt-six. Selon M. Bouvier, la guérison peut être encore plus fréquente ; mais nous
sommes vraiment étonnés, pour ne rien dire de
plus, d'un pareil résultat, quand nous pensons
que c'est par les préparations mercurielles que
ces auteurs assurent les avoir obtenues ; car depuis
eux nous ne savons pas qu'elles aient eu de pareils
succès dans d'autres mains, bien qu'elles aient
été très-fréquemment employées ; et d'ailleurs ne
suffit-il pas de considérer quelle est la nature de
cette affection et sa coïncidence si fréquente avec
les inflammations gastro-intestinales, pour être
convaincu que de semblables moyens ne peuvent
qu'être inutiles, quand ils ne sont pas grande-
ment nuisibles ; nous reviendrons au reste sur ce
sujet en parlant du traitement.

C'est à tort que presque tous les auteurs ont
parlé d'une manière absolue du pronostic de la
méningo-céphalite, car la terminaison fâcheuse
ou favorable de cette affection dépend d'un grand
nombre de causes, parmi lesquelles il faut par-

____

(1) Cours abrégé de médecine pratique ; Bibliothèque,
an 1802, pag. 424.

ticulièrement compter l'âge, la constitution, le degré de la maladie, les complications, les vices de localité et par dessus tout le traitement.

Quand chez les enfans tout-à-fait en bas âge, l'irritation cérébrale, qui est fréquemment alors sympathique d'une dentition laborieuse, n'est caractérisée que par des alternatives de convulsions partielles ou générales et d'assoupissement, elle se guérit assez souvent ; mais hors ce cas, quand la méningo-céphalite est bien caractérisée, toutes choses égales d'ailleurs, et surtout le degré d'inflammation étant le même, elle est d'autant plus fâcheuse que les sujets sont plus jeunes, parce que chez eux il y a moins de résistance vitale.

Il est d'observation que les enfans forts, d'un tempérament sanguin, résistent beaucoup moins à la maladie, et que chez eux elle a une durée plus courte : ce qu'il faut attribuer à l'inflammation, qui a beaucoup plus d'empire chez ces sujets, dont les organes sont riches en capillaires rouges. Cependant le plus ou moins de promptitude avec laquelle la mort survient ne dépend pas toujours du degré et de l'étendue de l'inflammation, vu que par le seul effet de l'intensité de l'irritation, cette terminaison funeste peut avoir lieu avant que la phlegmasie ait pu faire de grands progrès ; ceci rend compte du peu de rapport qui existe souvent entre la gravité des lésions organiques et la durée de la maladie.

Les maladies qui compliquent la méningo-céphalite augmentent beaucoup les chances d'une terminaison fâcheuse ; il en est même qui entraînent constamment la mort, telles que les tubercules qui ont acquis un certain volume. L'inflammation des bronches et celle des poumons, qui coïncide très-souvent avec cette affection, l'aggrave aussi en déterminant, en entretenant par la toux les congestions sanguines du cerveau. Quant à la gastro-entérite, elle est une complication d'autant plus grave, que dans le plus grand nombre des cas, l'inflammation cérébrale lui est essentiellement liée.

Mais bien plus que la gastro-entérite, le mauvais traitement assure à la méningo-céphalite des enfans une terminaison funeste ; tandis que, loin d'être toujours mortelle, comme l'ont pensé plusieurs auteurs, elle cède, comme nous le prouverons, dans la très-grande majorité des cas, quand elle est combattue promptement, avec énergie et par des moyens convenables.

DEUXIÈME PARTIE.

TRAITEMENT DE LA MÉNINGO-CÉPHALITE
DES ENFANS.

Il serait difficile, impossible même, d'établir un traitement sur le succès duquel on pût avec raison compter, d'après ceux préconisés par les auteurs qui ont écrit sur cette maladie. Les uns, considérant l'hydropisie des ventricules comme la cause prochaine de cette affection, conseillent de recourir de suite aux moyens qu'ils croient propres à dissiper l'épanchement, tels que les diurétiques, et surtout les mercuriaux, auxquels ils accordent la propriété d'activer l'action des vaisseaux absorbans ; les autres, faisant jouer également un rôle fort important à l'épanchement ventriculaire, mais ne considérant toutefois cet accident que comme le produit de l'irritation du cerveau, indiquent de calmer d'abord l'état d'érétisme de cet organe, et d'attendre, pour employer les remèdes qu'on croit propres à résoudre l'hydropisie

des ventricules, l'époque présumée où l'épanchement se forme ; enfin d'autres, avec bien plus
de raison, mais sans être plus heureux, ne voyant
dans cette affection qu'une inflammation, soit du
cerveau, soit de ses membranes, dirigent constamment le traitement contre cette phlegmasie,
ne pensant pas que l'accumulation de sérosité
dans les cavités de l'arachnoïde doive être combattue par des moyens particuliers.

Ces différences de principes, d'après lesquels
varie le traitement chez les auteurs, ne sont pas la
seule difficulté qu'ils présentent ; il en est une,
non moins grande, qui naît de la confusion des
remèdes qu'ils conseillent ; on en voit, en désespoir de cause, préconiser à la fois toutes les
médications connues et une foule de moyens
particuliers, et le plus souvent sans le moindre
égard pour les complications qui les contre-indiquent. Enfin, ce qui prouve combien peu sont
satisfaisantes toutes les méthodes curatives employées jusqu'à ce jour dans la méningo-céphalite des enfans, c'est qu'il n'en est pas une dont
l'efficacité soit démontrée par un certain nombre
de cas d'une heureuse terminaison.

Nous allons d'abord jeter un coup-d'œil sur
la plupart des moyens curatifs les plus préconisés contre cette affection ; nous dirons quels
sont ceux qui doivent être entièrement rejetés,
ceux dont on peut retirer quelque avantage, et

ceux enfin sur l'efficacité desquels on peut compter, quand ils sont employés d'une manière convenable, et nous passerons ensuite au traitement
méthodique de cette maladie.

EXAMEN DES DIFFÉRENS MOYENS DE TRAITEMENT CON-
SEILLÉS CONTRE LA MÉNINGO-CÉPHALITE DES ENFANS.

Préparations mercurielles. — Whytt, qui le
premier écrivit sur cette affection, est aussi le
premier, je pense, qui préconisa pour la combattre le proto-chlorure de mercure. Depuis lui,
la pluspart des médecins anglais, mais surtout
Perceval, qui assure avoir guéri par son usage
onze malades sur vingt-six, n'ont cessé de vanter
l'efficacité de ce médicament employé contre
cette affection. En France, presque tous les auteurs qui ont traité de la maladie dont nous nous
occupons, ont également conseillé l'emploi du
mercure doux, mais bien plus sur la foi des médecins anglais, que pour en avoir observé eux-
mêmes d'heureux effets : car je ne sache pas
qu'aucun d'eux ait rapporté un seul fait de guérison évidemment due à ce moyen; et en considérant l'action de ce médicament et la nature de la
maladie, on ne conçoit pas non plus comment
il pourrait avoir cette heureuse influence. En
effet, l'explication la plus spécieuse qu'on en
pourrait donner, serait de la rapporter à la ré-

vulsion, c'est-à-dire, à l'action irritante déterminée sur la membrane muqueuse gastro-intestinale par cet agent médicamenteux; mais loin
que l'irritation de l'estomac et de l'intestin grêle
déplace la phlegmasie cérébrale, il me paraît
prouvé qu'elle serait bien plus propre à l'y fixer
plus fortement, vu que presque toujours elle
se réfléchit plus ou moins, chez les jeunes sujets
surtout, sur l'appareil encéphalique. D'ailleurs,
qui ignore aujourd'hui que les phlegmasies cérébrales sont, dans la plupart des cas, consécutives
des gastro-entérites, et quelle action fâcheuse
n'aurait pas un médicament aussi excitant que le
calomel sur la membrane muqueuse intestinale
enflammée?

Mais, considérant l'épanchement des ventricules comme la cause déterminante de la maladie, ce n'est pas comme révulsif que beaucoup
de médecins ont préconisé le mercure doux :
ils lui ont accordé une vertu particulière, que les
uns n'ont pas cherché à définir, que les autres
ont attribuée à ce qu'il activait l'action des vaisseaux absorbans, et dissipait par ce moyen la
sérosité accumulée dans les cavités de l'arachnoïde. Mais rien, absolument rien, ne justifie
une pareille supposition ; car où sont les faits
qui leur démontrent cette action du calomel sur
les vaisseaux absorbans en général, et sur ceux
en particulier de l'arachnoïde ventriculaire, dont

l'existence, comme nous l'avons vu, est plus que douteuse? Et, d'ailleurs, lors même que l'épanchement serait dissipé, l'inflammation dont il n'est qu'un effet ne le serait pas, et dans ce cas même encore, cet agent serait inutile. J'ai vu beaucoup employer ce médicament dans cette affection, je l'ai moi-même souvent mis en usage, avant d'adopter le traitement dont nous parlerons, et je n'en ai jamais observé de bons résultats. Les faits négatifs, me dira-t-on sans doute, ne détruisent pas ceux rapportés par les médecins anglais en faveur de son emploi ; mais je répondrai qu'il est bien permis de douter de l'exactitude de ce qu'ils avancent à ce sujet, quand on leur voit faire du calomel une panacée presque universelle, le prescrire dans une foule de maladies dans lesquelles l'expérience et le raisonnement démontrent qu'il ne peut être que contraire ; et quand on considère qu'ils ne sont point eux-mêmes d'accord sur son emploi, que les uns ne le donnent qu'à dose purgative, tandis que les autres ne lui accordent d'efficacité que lorsqu'il est administré en quantité assez grande pour provoquer la salivation. Quand on pense que, si beaucoup d'entre eux ont fait l'éloge de cette substance mercurielle, il en est d'autres, tels que Watzon, Waron de Taunton, qui en blâment l'usage, n'est-on pas en droit de le ranger parmi tant d'autres médicamens dont on a vanté

pendant plus ou moins long-temps les effets mer-
veilleux, et qui sont enfin tombés dans l'oubli
dont ils n'auraient jamais dû sortir?

En résumé, le calomel me paraît devoir être
banni du traitement de la méningo-céphalite des
enfans, parce que son effet le plus certain est
d'augmenter la gastro-entérite, quand elle coïncide avec cette affection; quand elle n'existe pas,
de la provoquer lorsqu'il est donné long-temps
et à dose un peu forte, et de n'avoir sur le
siége de la maladie aucune action directe dont
l'efficacité soit constatée.

Ces considérations s'appliquent également aux
autres préparations mercurielles, telles que l'onguent napolitain, dont on a également beaucoup
vanté les frictions.

Purgatifs. — C'est la constipation, qui existe
presque toujours dans cette maladie, qui a probablement donné l'idée de l'emploi des purgatifs. Odier les conseille au début; MM. Coindet, Laennec, les regardent comme d'excellens
moyens de traitement; M. Itard dit aussi qu'on
ne peut trop insister sur ces médicamens dès
l'invasion de cette affection. Je crois cependant
que ces conseils étaient plutôt fondés sur la
fausse opinion qu'on se faisait de sa nature, et
sur le peu de connaissance qu'on avait alors de
l'état dans lequel sont souvent les organes digestifs dans ce cas, que sur les effets qu'on en

avait observés; car nous doutons très-fort qu'une seule guérison ait été jamais opérée par ces médicamens. Ce ne sont cependant pas des moyens qu'on doive négliger, nous en faisons nous-mêmes, comme on le verra, un grand usage; mais il ne faut pas les mettre en contact avec l'estomac et l'intestin grêle dont l'irritation se réfléchit si facilement sur le cerveau, en raison de l'étroite sympathie qui unit ces viscères, mais seulement exciter par leur moyen la sécrétion de membrane muqueuse du gros intestin qui, loin de réagir sur l'appareil cérébral, en détourne au contraire l'irritation que tendent à lui communiquer beaucoup d'organes et de tissus organiques quand ils sont enflammés.

Vomitifs. — *Émétique.* — Ce qui démontre combien le traitement de la méningo-céphalite des enfans est peu satisfaisant, c'est qu'il n'est pas de médicament dont on n'ait essayé, et dont on n'essaie encore chaque jour l'usage contre cette affection; cependant on aurait pu croire qu'on se serait abstenu des vomitifs, dans une maladie qui débute fréquemment par des vomissemens opiniâtres, qui se prolongent par fois jusque dans une période assez avancée; mais il n'en a pas été ainsi. M. Laennec, qui introduisit parmi nous la méthode Rasorienne, l'appliqua à cette affection, et assura en avoir obtenu de bons effets. C'est d'après cette autorité que M. Guersent employa l'émétique à la manière de Rasori à l'hôpital des Enfans; mais le résultat fut bien loin de répondre à celui que M. Laennec dit en avoir obtenu. «Je ne connais, dit M. Guersent, aucun exemple de guérison par ce moyen, et dans presque tous les cas où je l'ai employé chez les enfans, à la vérité à un degré asséz avancé de la maladie, il me parut presque toujours irriter le canal, augmenter les symptômes cérébraux et aggraver l'entérite qui coïncide souvent avec la méningite de la base.» J'ai été témoin de plusieurs de ces essais, et toujours, en effet, ils ont accéléré la marche de cette affection. Mais ce n'est pas seulement par l'irritation que l'émétique porte sur la membrane muqueuse gastro-intestinale qu'il produit de fâcheux résultats : il aggrave encore la maladie en excitant des vomissemens qui ont pour effet certain de déterminer des congestions sanguines sur le cerveau, et d'alimenter ainsi l'inflammation de cet organe ou de ses annexes.

Quelle que soit l'époque à laquelle il est administré, l'émétique ne peut qu'empirer la maladie, et il n'est pas besoin pour cela de le donner selon la méthode de Rasori. Que de fois n'ai-je pas vu l'inflammation cérébrale, qui ne s'annonçait encore que par de légers prodromes, et qu'aurait arrêtée un traitement convenable, prendre, au contraire, tout-à-coup, un grand essort à la suite de ces vomissemens provoqués! Je viens

encore d'être témoin d'un cas semblable. Un enfant accuse de la céphalalgie et des envies de
vomir : un officier de santé fait administrer de
l'eau stibiée qui provoque de nombreux vomissemens et accroît la céphalalgie. Le lendemain
matin, comme la langue se charge, et que les envies de vomir persistent, le chirurgien croit voir
dans ces symptômes une nouvelle indication à
l'emploi de l'émétique qui est en effet donné ;
alors les symptômes cérébraux éclatent avec une
extrême intensité, s'aggravent encore par l'action du calomel, donné pour combattre la constipation, et ne cessent le troisième jour qu'avec la
vie. Je ne vis la malade que la veille de la mort ;
elle était déjà dans un état tout-à-fait désespéré.
Cet exemple frappant des funestes effets des vomitifs se reproduit encore chaque jour. Peu attentif aux symptômes cérébraux, ou ignorant
leur importance, on croit voir, dans l'inappétence, les nausées et les vomissemens, une indication constante à l'emploi de l'émétique. Qu'ar-
rive-t-il souvent alors ? L'estomac, l'intestin
grêle, souvent déjà fortement excités, recevant
un surcroît d'irritation, la réfléchissent sur le
cerveau, dont l'inflammation primitive, ou sympathiquement communiquée, est encore accrue
par les efforts de vomissement qui déterminent
la stase du sang dans les vaisseaux cérébraux :
dès lors, on voit sa phlegmasie prendre une

telle impulsion, que le traitement le plus rationnel et le plus actif ne peut l'arrêter.

Non seulement les vomitifs doivent être bannis, mais on doit encore s'en abstenir, quelle que soit l'indication qui paraisse exister à l'emploi de cette médication, toutes les fois que les symptômes, quelque légers qu'ils soient, annoncent la souffrance du cerveau.

Diurétiques. — Sudorifiques. — L'idée qu'on s'était faite de la nature de la méningo-céphalite des enfans, qu'on attribuait à l'hydropisie des ventricules cérébraux, devait naturellement conduire à l'emploi des moyens qu'on croyait propres à évacuer le liquide épanché dans ces cavités : aussi est-il peu d'auteurs qui n'aient conseillé les diurétiques et les sudorifiques. Parmi les premiers, on a surtout préconisé les préparations de scille et la digitale, bien qu'on n'ait rapporté aucun fait qui démontrât d'une manière positive l'efficacité de leur action, dont il serait d'ailleurs fort difficile de se rendre compte. En effet, dans les cas de coexistence d'inflammation gastro-intestinale, ce qui arrive le plus souvent, comme nous l'avons vu, il est évident que ces médicamens ne peuvent produire que de fâcheux résultats, sans même augmenter l'action sécrétoire des reins, car il est d'observation que leur effet est nul sous ce rapport quand l'estomac ou les intestins sont enflammés; et lorsque ces organes sont sains, les diurétiques n'étant donnés que pour combattre l'épanchement, c'est-à-dire, à une époque assez avancée de la maladie, l'état d'assoupissement dans lequel se trouvent les enfans s'oppose à leur administration, d'autant plus qu'elle doit être continuée quelque temps et régulièrement pour en obtenir un effet marqué. D'ailleurs rien n'est moins certain qu'une sécrétion abondante d'urine dissiperait l'épanchement des ventricules. Ne voit-on pas chaque jour ces médicamens échouer dans les hydropisies abdominales et thoraciques? Enfin, et cette seule considération montre combien ces médicamens sont inutiles, lors même qu'ils ne produisent pas d'effets fâcheux, c'est qu'ils ne peuvent rien contre l'inflammation combinée du cerveau et des méninges qui constitue la maladie. Je pense donc qu'ils doivent être de même bannis du traitement.

Toutes ces considérations militent également contre les sudorifiques, du moins contre ceux pris intérieurement. Quant aux diaphorétiques agissant sur la surface cutanée, tels que les bains de vapeur, et surtout ceux dont parle M. Itard dans le Dictionnaire des sciences médicales, par lesquels il dit avoir obtenu plusieurs guérisons, ils peuvent sans doute être essayés. Cependant je puis assurer les avoir employés au commencement de ma pratique, sans en avoir obtenu le moindre avantage. La position fort gênante qu'il

faut faire prendre aux enfans, les douleurs qu'ils
ressentent si souvent dans cette maladie par les
moindres mouvemens qu'on leur fait exécuter,
la crainte qu'ils éprouvent à la vue de l'appareil,
l'excitation que les vapeurs vinaigrées causent sur
la surface de la peau, les font sortir, il est vrai,
de l'assoupissement, mais ils ne tardent pas à y
retomber; et, loin que la maladie soit amendée
par cette opération, elle m'a paru s'aggraver,
parce que l'agitation dans laquelle elle met les
malades, faisant affluer le sang sur le cerveau,
augmente encore l'inflammation de cet organe.

Émissions sanguines. — Pendant long-temps
les opinions ont été partagées sur l'utilité des
évacuations sanguines dans la maladie qui nous
occupe, ce qui se conçoit d'après les idées différentes qui régnaient sur sa nature. Les uns, avec
Odier, ne reconnaissant pas l'état inflammatoire de
cette affection, proscrivaient les saignées, ou ne
conseillaient que de tirer peu de sang; les autres, au
contraire, la rapportant avec Baumé à l'inflammation, faisaient des évacuations de sang le principal et presque exclusif moyen de traitement. Mais,
depuis que la nouvelle école médicale a répandu
en France la doctrine de l'irritation, l'usage des
émissions sanguines y est devenu presque général pour combattre cette affection, non qu'on
soit devenu d'accord sur sa nature, mais parce

que tous reconnaissent que l'irritation y joue un rôle plus ou moins important.

On ne peut contester l'utilité des saignées dans cette maladie. Les symptômes d'irritation qui la caractérisent, surtout au début, en indiquent l'emploi, et l'expérience en démontre les avantages. Presque toujours, en effet, la maladie s'amende à la suite des évacuations sanguines, quand elles ne sont pas faites à une époque trop avancée de l'affection ; mais ce serait à tort qu'on compterait la guérir par ce seul moyen, quelque loin qu'il fût porté, quand elle est bien déclarée. J'ai maintes fois fait usage des saignées avec peu de ménagement, mais jamais cependant avec autant de hardiesse que je les ai vu employer en 1824 et 1825 à l'hôpital des Enfans, à Paris ; je puis assurer avoir observé, à la suite des saignées locales et générales, les vaisseaux presque vides de sang, ce qui n'avait pas empêché la maladie de parvenir à son terme fatal. Voici, en général, ce qu'on remarque de l'usage des émissions sanguines dans ce cas : Au début, elles déterminent presque toujours une grande rémission dans les symptômes, et l'on croirait par fois les malades rendus à la santé ; mais les accidens se renouvellent ; la saignée locale ou générale, réemployée une ou deux fois encore, calme de nouveau l'irritation cérébrale, mais ordinairement d'une manière moins prononcée que la première fois ; et, lorsque l'affection est dans une période un peu avancée, il est pour moi bien prouvé qu'elle hâte la mort des malades.

En résumé, les évacuations sanguines sont des moyens précieux de traitement, lorsqu'elles sont employées d'une manière convenable. Quand l'inflammation est établie, si elles ne peuvent la résoudre, elles dissipent au moins les congestions sanguines qui l'alimentent ; mais lorsque le sang est intimement uni à la trame des tissus ; lorsque ceux-ci sont altérés, que la résolution est impossible, l'expérience démontre que les saignées ne produisent que de mauvais effets. Au reste, cette observation est applicable au plus grand nombre des maladies des centres nerveux : les grandes pertes subites de sang, détruisant l'équilibre qui existe entre les systèmes, le nerveux devient le centre d'un excès de vitalité incompatible avec la santé, et par fois avec la vie. Ceci explique les convulsions qui surviennent chez les animaux qu'on égorge.

La saignée générale, ou mieux par la lancette, doit-elle être préférée à la saignée locale ou capillaire ?

Hors le cas de pléthore sanguine imminente où il importe de désemplir promptement le système sanguin, je pense que les saignées locales peuvent suffire. Je sais que M. Senn, et plusieurs autres avant lui, ont plus particulièrement recommandé la saignée générale ; mais, tout en convenant de la rémission qu'elle apporte ordinairement dans les symptômes, quand elle est faite au début de la maladie, je ne sais sur quoi il pourrait appuyer la préférence qu'il leur accorde dans les cas ordinaires ; car, pendant dix-huit mois que je les ai vu employer à l'hôpital des Enfans, de Paris, qui était aussi pour lui le théâtre de ses observations, je n'ai pas remarqué une seule guérison ; tandis que, dans tous les cas de traitement heureux que nous rapporterons, nous n'avons eu recours qu'aux saignées capillaires.

Quoi qu'il en soit, nous le répétons, chez des enfans très-sanguins on peut commencer par la saignée générale, surtout quand la face vultueuse annonce une forte congestion cérébrale, sans donner la préférence à la saignée du pied sur celle du bras, parce qu'il ne s'agit que de désemplir les vaisseaux.

Irritans appliqués sur la surface cutanée.

Quelle que soit l'idée qu'ils aient eue sur la manière d'agir des irritans de la peau, tous les auteurs ont été d'accord sur leur utilité dans le traitement de la méningo-céphalite des enfans, et plusieurs les ont considérés comme le meilleur moyen qu'on pouvait mettre en usage dans ce cas. La révulsion est en effet la médication la plus puissante qu'on doive opposer à cette maladie ; mais, pour qu'elle puisse en triompher , l'expérience m'a prouvé qu'il faut qu'elle soit employée dès le début , qu'elle soit active , soutenue et mise en action sur des parties convenables.

L'une des conditions du succès du traitement de cette affection est la promptitude et l'énergie des moyens employés , afin, sinon de l'arrêter de suite, du moins de l'empêcher de parvenir à un degré de gravité qui la mette au-dessus des ressources de l'art.

C'est donc à tort que beaucoup de praticiens attendent l'effet des émissions sanguines pour recourir à la révulsion , ou la proscrivent, à l'exemple de l'auteur de l'article Hydrocéphale aiguë , du Dictionnaire abrégé des sciences médicales, aussi long-temps que l'inflammation cérébrale donne des signes non équivoques de son existence ; elle doit, au contraire, selon nous, commencer dès l'apparition des premiers symptômes cérébraux, et ne finir que plusieurs jours après qu'ils ont tout-à-fait disparu, et il faut lui donner en peu de jours toute la force que comporte l'intensité de la maladie. L'activité de la circulation, la chaleur cutanée, la co-existence d'une gastro-entérite ne contre-indiquent pas à nos yeux une révulsion puissante. Qu'on ne craigne pas que l'irritation de la peau se réfléchisse sur la membrane muqueuse gastro-intestinale enflammée, du moment où son inflammation era en même temps combattue par des moyens prompts et puissans. L'auteur de la nouvelle doctrine médicale a vivement blâmé l'usage des vésicatoires dans les fièvres ; il est certain qu'ils produisaient souvent dans ces cas de fâcheux effets; Mais pourquoi? parce que la révulsion ne pouvait déplacer l'inflammation gastro-intestinale qui les constitue, attendu qu'on l'entretenait, qu'on l'augmentait en même temps par l'usage interne de médicamens irritans. Si, au lieu d'agir ainsi, on favorise l'action des révulsifs par des saignées locales abondantes, faites sur les parois de l'abdomen les plus en rapport avec le siége de l'inflammation, et par des boissons adoucissantes, on les voit alors, ou aider la résolution de la gastro-entérite, ou du moins, sans avoir aucune influence fâcheuse sur elle, opérer leurs bons effets sur l'affection du cerveau. Toutefois, je crois pouvoir établir que l'action des révulsifs employés sur la peau contre les inflammations de l'appareil cérébral, varie d'après l'âge des sujets ; que très-énergique dans l'enfance, époque de la vie où les relations qu'ont entre eux les organes sont très-nombreuses et très-actives, elle le devient de moins en moins à mesure qu'on avance en âge, et cesse dans la vieillesse, où les sympathies s'éteignent. Voilà pourquoi, très-efficace, quand elle est convenablement mise en usage dans la méningo-céphalite des enfans, la révulsion réussit moins dans cette maladie chez les adultes, et se trouve impuissante dans celle des vieillards.

Ce n'est pas par un, deux ou trois vésicatoires, appliqués de loin en loin, qu'on doit établir la révulsion ; mais par une succession non interrompue de topiques irritans, dont la force doit augmenter au fur et à mesure que la maladie fait des progrès, et qu'on ne doit pas discontinuer, comme on le fait souvent, parce qu'ils ne répondent pas de suite à l'espérance qu'on en avait conçue.

Il ne faut pas seulement que la révulsion soit prompte, énergique, et continuée sans interruption, il faut encore qu'elle soit faite sur des parties convenables. M. Coindet dit que l'on doit, dès le début, appliquer de larges vésicatoires sur la tête, à la nuque, entre les épaules ; d'autres praticiens croient également qu'ils doivent être posés le plus près possible du cerveau ; je pense, au contraire, que la révulsion doit commencer dans les parties les plus éloignées de cet organe pour s'en rapprocher ensuite graduellement ; nous avons toujours agi ainsi chez les malades qui font le sujet des observations que nous rapporterons, et le succès a justifié cette préférence. Je n'ai jamais observé une seule guérison obtenue par la méthode contraire ; et deux fois, j'ai vu la mort suivre de près l'application d'un vésicatoire sur la tête au début de la maladie.

On opère la révulsion par des irritans divers, dont les plus fréquemment mis en usage sont les pédiluves chauds, rendus irritans par la moutarde, le sel ou les acides, les cataplasmes sinapisés, les sinapismes et les vésicatoires. On a aussi proposé le séton et le moxa; mais ces derniers n'ayant été employés que dans une période très-avancée de la maladie, on en a rarement observé de bons effets. Cependant, M. Coindet assure que le séton ne lui a été d'aucun secours, bien qu'il l'ait mis en usage plusieurs fois d'assez bonne heure pour qu'il offrît quelque chance de succès. M. Bricheteau dit l'avoir vu réussir une fois. Néanmoins, il me semble que l'action lente de cet agent thérapeutique ne peut guère offrir de secours contre une inflammation aussi aiguë, et souvent si promptement mortelle. Quant aux moxa, M. Valentin affirme en avoir retiré les plus grands avantages. Ils ont été maintes fois employés à l'hôpital des Enfans; je ne sache pas qu'on en ait obtenu une seule guérison.

Réfrigérans appliqués sur la tête. — Après les révulsifs, que je considère comme les plus puissans moyens de traitement qu'on puisse opposer à la méningo-céphalite des enfans, je crois pouvoir placer les applications froides sur la tête, lorsqu'elles sont faites convenablement.

D'après la méthode d'Abercrombie et des médecins anglais, beaucoup de praticiens en France

ne laissent le froid appliqué sur la tête que pendant quelques heures, et répètent cette application après des intervalles plus ou moins longs.
Je regarde cette manière de l'employer comme
très-nuisible ; il est certain que sa suppression
doit être suivie de la congestion des vaisseaux cérébraux, par suite de la réaction qui s'y opère,
comme cela a lieu chaque fois qu'on laisse la
glace appliquée sur quelque partie que ce soit
de la peau. Il ne faut donc pas s'étonner si
M. Coindet, et d'autres auteurs qui l'employaient
de cette manière n'en ont obtenu aucun avantage, et si d'autres praticiens en ont blâmé formellement l'emploi.

Pour obtenir de l'application du froid sur la
tête tous les bons effets qu'il peut produire, il
faut qu'elle soit soutenue sans la moindre interruption, jusqu'à ce qu'il y ait un résultat quelconque de la maladie, quelque tardif que soit
ce résultat. De plus, il faut qu'elle soit faite dès
l'apparition des premiers symptômes cérébraux,
quoi qu'en dise l'auteur de l'article Hydrocéphale aiguë, du Dictionnaire abrégé des sciences
médicales, qui pense qu'il y aurait beaucoup d'inconvéniens à employer les réfrigérans sur le crâne
quand on peut encore tirer du sang ; et employer de suite la glace, de préférence aux simples applications de linges imbibés d'eau froide ;
car, nous le répétons, le succès du traitement

dépend entièrement de la promptitude et de l'énergie avec lesquelles on le met en usage dès le début de la maladie. Ce n'est que dans les cas où la vive impression de froid, produite par la glace, est par trop pénible, qu'on doit disposer la peau à la supporter, en y appliquant préalablement des compresses trempées dans de l'eau qu'on rend de plus en plus froide par l'addition du vinaigre et du chlorure de soude.

Mais, généralement, les malades supportent sans peine l'application de la glace ; bien des fois je les ai vus eux-mêmes la diriger sur la partie de la tête dont ils souffraient davantage, et jamais je n'ai observé les accidens dont parlent quelques auteurs, bien que j'en fasse un très-fréquent usage.

Affusions froides. — Compression des carotides. — Anti-spasmodiques. — Quinquina. — Trépan. — Ponction.

M. Récamier est, je crois, le premier qui ait introduit en France l'usage des affusions froides connues depuis long-temps en Russie, en Allemagne et en Italie. C'est principalement pour combattre l'inflammation de l'appareil cérébral chez les adultes que ce praticien les a employées, et c'est d'après les essais qui ont été faits à l'hôtel-Dieu, et dont ils furent témoins, que MM. Parent et Martinet les recommandent dans leurs recherches sur la phlegmasie de l'a-

rachnoïde, ouvrage qui traite de cette affection à toutes les époques de la vie.

J'ignore si ce mode de traitement a eu en effet
des succès non contestés chez les adultes pour
lesquels je ne l'ai jamais vu employer; mais j'ai
été plusieurs fois témoin des essais qu'on en a
faits en 1824 et 1825 à l'hôpital des Enfans, pour
des cas de méningo-céphalite, et je puis assurer
qu'elles n'ont produit que de mauvais résultats.
M. Coindet dit aussi avoir toujours vu les symptômes s'aggraver après leur administration : ce
qui ne doit nullement étonner ; en effet, les
mouvemens si douloureux dans cette affection,
et dans ce cas inévitables, pour placer le malade dans une position convenable, l'impression
pénible que determine sur toute la peau la chute
d'eau froide ; la frayeur qu'inspire au malade
cette opération, qui lui arrache presque toujours
des cris-déchirans, le font sortir de l'assoupissement, réveillent tous ses sens, et le mettent dans
une extrême agitation tant que dure l'opération ;
Mais à peine est-elle terminée que l'enfant retombe dans l'assoupissement, qui s'aggrave bientôt d'une manière évidente par la congestion cérébrale, suite de la douleur et du refoulement du
sang, par le froid, de la périphérie du corps sur
les organes intérieurs; et quelquefois l'irritation
du cerveau est tellement accrue après cette opération, qu'elle occasionne des convulsions et

même la mort, comme cela est arrivé à une fille de dix ans, dont parle M. Coindet.

Compression des carotides. — M. Blaud, médecin à Beaucaire, proposa un nouveau moyen pour combattre les engorgemens sanguins du cerveau : c'est la compression des artères carotides. Il rapporte, dans le soixante-douzième volume de la Bibliothèque médicale, deux observations qui semblent en effet en constater les heureux résultats. Mais il est évident que ses deux malades, qui se trouvaient dans un état apoplectique, n'étaient affectés que d'une congestion des vaisseaux cérébraux, sans inflammation du cerveau ou des méninges ; car, sans cela, on ne concevrait pas la promptitude avec laquelle les accidens se dissipaient pendant la compression des artères, et leur prompt retour dès qu'elle cessait. Quoi qu'il en soit, comme les inflammations du cerveau et des méninges s'accompagnent le plus souvent de la congestion des vaisseaux de l'appareil encéphalique, on ne devrait pas négliger ce moyen si facile à employer, puisqu'il suffit de comprimer les carotides avec les doigts, si de nouveaux essais venaient confirmer les résultats obtenus par M. Blaud.

Quinquina. — Quin dit avoir arrêté par le quinquina les exacerbations que présente si fréquemment la méningo-céphalite des enfans. M. Brachet assure aussi avoir donné avec succès l'extrait de kina uni au calomel vers la fin de la seconde période; mais c'est principalement M. Hippolite Cloquet qui a préconisé ce médicament. Il publia, en 1818, dans le nouveau journal de médecine, l'observation d'un enfant de quatre ans, atteint d'une inflammation cerébrale, qu'il guérit par les lavemens de quinquina; il fut conduit à l'emploi de ce remède par les rémissions qu'offrait la maladie. Deux cas semblables s'étant offerts à cette époque dans ma pratique, je fis usage de ce moyen, mais sans obtenir le moindre avantage; et, n'en ayant plus entendu parler, je le croyais enseveli, comme tant d'autres, dans l'oubli, quand je fus informé que, dans la séance du 22 avril 1828, de l'académie royale de médecine, M. Cloquet avait assuré qu'on peut être certain de guérir par les lavemens de quinquina, ce qu'il nomme la fièvre cérébrale des enfans, qui n'est autre qu'une méningo-céphalite, lorsqu'il y a des rémissions ou des intermissions marquées des accidens cérébraux. Une pareille assertion, faite par un bon observateur, au sein d'une société où se trouvent réunis tant de praticiens distingués, mérite sans doute la plus grande confiance. Cependant tout en conseillant d'employer ce moyen quand l'indication se présente, c'est-à-dire quand il y a rémission manifeste dans les symptômes cérébraux, ce qui arrive souvent, comme nous l'avons vu, je pense que l'on ne doit pas se dispenser d'employer exactement le traitement dont nous parlerons bientôt.

Anti-spasmodiques.—Toniques.— Quand on vit le peu d'efficacité des traitemens qu'on croyait rationnels, c'est-à-dire conformes aux idées qu'on se formait sur la nature de la maladie, on se borna souvent à combattre les symptômes; et, d'après le caractère que la plupart présentent dans la méningo-céphalite, on ne manqua pas de recourir aux anti-spasmodiques. De là l'usage de l'opium, du camphre, du castoréum, des fleurs de zinc, du musc, préconisés par les uns, rejetés avec raison par les autres; car quand on considère la nature de la maladie, et l'inflammation gastro-intestinale qui la complique si souvent, quel bien peut-on attendre de pareils médicamens? L'expérience, au reste, est ici parfaitement d'accord avec le raisonnement pour les exclure tout-à-fait du traitement de cette affection. Quant aux médicamens qu'on regarde comme toniques, ils n'ont guère été administrés que dans une période assez avancée de la maladie et dans le seul espoir de soutenir les forces; cependant M. Coindet croit que le vin de Madère a contribué à la conservation du petit nombre de malades qu'il a vu guérir; et Macbride cite un exemple de guérison obtenu par le vin de Bordeaux, donné à la dose d'une pinte par jour. M. Odier assure aussi avoir fait un heureux usage du vin, qu'il considère comme pouvant au moins retarder la mort. Je me rappellerai long-temps qu'au commencement de ma pratique, je donnai, en désespoir de cause, un peu de vin sucré à un enfant qui, depuis trois jours, était dans un état comateux, suite d'une méningo-céphalite, et dont un râle trachéal annonçait la mort prochaine ; après les premières cuillerées de cette liqueur, introduite avec beaucoup de difficulté, la déglutition devint facile, le râle cessa, le pouls, qui était presque insensible, se releva, l'enfant ouvrit les yeux, sa figure flétrie se ranima, bientôt une sueur abondante s'établit sur toute la peau, et peu s'en fallût que je ne crusse à un retour vers la santé ; mais trois heures après ce mieux trompeur, l'enfant succomba subitement, au moment où ses parens se livraient à la joie qu'inspirait cette fallacieuse amélioration.

Ce fait vient à l'appui de ce qu'avance M. Brachet sur l'emploi du vin. « Cette liqueur, dit-il, calme et diminue les angoisses, et s'il ne prévient pas la mort, il la rend beaucoup plus douce et plus tranquille ; si la nature prépare une crise, il la favorise en soutenant les forces et ranimant la circulation languissante. »

Quoi qu'il en soit, le vin ne peut pas plus que toutes les substances dites toniques, faire partie du traitement curatif de la méningo-céphalite; je ne crois même pas qu'il puisse retarder la mort. Qu'il soit donné à la fin de la maladie, quand elle se termine d'une manière fâcheuse et alors que tout espoir est perdu, il peut pour un moment ranimer la circulation, et en excitant le cerveau faire sortir le malade de l'assoupissement, du coma même dans lequel il était plongé; mais comme il ne détruit pas, comme il ne peut détruire les lésions, causes des désordres fonctionnels de cet organe, l'excitation cérébrale, provoquée par cette liqueur, ne peut être de longue durée, et le collapsus qui lui succède est ordinairement mortel.

Ponction. — *Trépan.* — On a peine à croire qu'on ait proposé, bien plus, qu'on ait exécuté la ponction dans cette affection; car, lors même que l'hydropisie des ventricules existerait constamment et constituerait la maladie, cette opération ne saurait être d'aucun secours, puisque le trois-quarts ne pourrait guère parvenir au siége de l'épanchement sans blesser mortellement le cerveau. — Le trépan, sans avoir des suites aussi funestes, ne peut pas plus offrir de chances de succès. Le seul désir d'être utile peut à peine justifier la proposition qu'on a faite de l'employer.

TRAITEMENT MÉTHODIQUE.

La première attention que doit avoir le médecin lorsqu'il est appelé près d'un enfant qui présente des symptômes d'irritation du cerveau, c'est de rechercher si l'affection de cet organe est idiopathique et exempte de complications. Dans ce cas, s'il n'existe encore que de la céphalalgie, que le petit malade manifeste ordinairement en dirigeant la main vers la tête, quand il ne peut encore exprimer sa souffrance par la parole, des sangsues, dont le nombre varie d'après l'âge et la force du sujet, devront être appliquées derrière les oreilles ; en même temps, on irritera les pieds par des bains sinapisés, ou en les enveloppant avec des flanelles trempées dans de l'eau chargée de moutarde, et l'on surveillera attentivement l'état du cerveau. Si, comme cela a lieu le plus souvent, la maladie débute par un grand nombre de symptômes, si à la douleur de tête il se joint des vomissemens, la sensibilité des yeux à la lumière et de la fièvre, si pendant le sommeil l'enfant grince les dents, s'il éprouve des mouvemens convulsifs partiels ou étendus à tout le corps, si surtout cet état a été précédé de nuits agitées par des rêves pénibles, il faut agir de suite avec plus d'énergie. On fera en conséquence une plus forte application de sangsues, la tête sera recouverte d'une vessie à moitié remplie de glace, ou, à son défaut, d'une eau très-froide, et on aura soin de ne pas attendre qu'elle soit échauffée, ou la glace entièrement fondue, pour la renouveler. Comme il importe que l'application de la glace ne cesse pas un seul instant, on se munira de plusieurs vessies, qui offriront alors l'avantage d'être fraîches quand on les réappliquera ; des cataplasmes sinapisés seront placés aux pieds, et y seront maintenus jusqu'à ce qu'ils produisent une douleur assez vive : après quoi, ils seront aussitôt portés aux genoux, puis aux jambes. L'enfant sera tenu dans son lit la tête élevée, et l'on éloignera tout ce qui pourrait exciter son cerveau, comme le bruit, une vive lumière, etc. On lui administrera des demi-lavemens d'eau miellée, ou avec addition de quelques onces de mélasse, et on lui donnera pour boisson la limonade, l'orangeade, ou une infusion d'orge édulcorée avec le sirop de groseilles. La diète la plus complète est de rigueur, malgré le désir qu'il pourrait manifester de manger, comme on le voit souvent, quand les organes digestifs sont sains.

Si, malgré ces moyens, les symptômes ne s'amendent pas après huit ou dix heures, si surtout la maladie s'aggrave, il faut sans tarder augmenter encore l'énergie du traitement. Une nouvelle application de sangsues sera faite derrière les oreilles; on fera raser la tête pour rendre l'action de la glace plus active; on appliquera des vésicatoires aux jambes, et l'on passera des lavemens avec une décoction de deux gros de séné, à laquelle on ajoutera une once de sulfate de soude; ces doses, convenables pour un enfant de cinq ans ou six ans, augmenteront ou diminueront d'après l'âge et la force des sujets.

Quels que soient les changemens qui surviennent dans la maladie, les vésicatoires seront pansés quinze ou vingt heures après leur application, de manière à les faire suppurer; et, dans les cas où une amélioration ne se serait pas opérée dans l'état du malade, deux autres vésicatoires seront placés aux cuisses, si la maladie a conservé toute son intensité, mais un seul suffira, si au contraire on observe un peu d'amendement. Ces vésicatoires, et ceux qu'on pourra employer encore, ne seront pas mis en suppuration comme les premiers : on devra en conséquence les panser sans enlever l'épiderme. Il ne faudra pas non plus différer une troisième application de sangsues, si les précédentes avaient produit de bons effets; dans le cas où elles auraient été sans résultat, il serait inutile d'y recourir de nouveau.

La maladie persévérant dans sa marche progressive, sans s'en laisser imposer par les rémissions et les intermissions qu'elle offre si souvent, on posera sans aucun intervalle de temps, un ou

deux vésicatoires aux bras, selon que la marche
de la maladie sera plus ou moins rapide ; les lavemens irritans seront continués au nombre de
deux ou trois dans la journée, ainsi que tous les
autres moyens jusqu'alors employés, et surtout
les applications de glace sur la tête, qui ne doivent
pas cesser un seul instant ; enfin, un dernier vésicatoire sera placé à la nuque ; mais seulement
lorsque la plupart des symptômes d'irritation
auront été remplacés par ceux de collapsus.

Si après cette succession non interrompue de
topiques révulsifs, qui peut durer dix ou douze
jours et même plus, la maladie continue à faire
des progrès, on ne doit plus guère compter sur
leur efficacité, pas plus d'ailleurs que sur tout
autre moyen : soit parce que l'inflammation aura
déjà déterminé dans le cerveau ou dans les méninges des lésions organiques incompatibles avec
la vie, soit parce que l'atteinte profonde portée à
la vitalité de l'encéphale ne lui permetra plus de
remplir ses fonctions. On devra cependant continuer à entretenir les vésicatoires des jambes en
suppuration ; persister constamment dans les applications de glace sur la tête, et persévérer dans
l'usage des lavemens purgatifs ; il est vrai que le
traitement n'aura presque toujours alors que le
triste avantage de prolonger la maladie, sans l'empêcher de parvenir à une terminaison funeste.

Mais, lorsque après douze ou quinze jours, ou

avant ce temps, on voit la maladie s'amender, et nous avons la certitude que cela arrive dans la très-grande majorité des cas, lorsque le traitement indiqué a été rigoureusement suivi, on fait graduellement cesser la révulsion et l'on diminue par conséquent le nombre des lavemens purgatifs; mais il importe d'entretenir pendant quelque temps encore un ou deux vésicatoires, et de prolonger l'action de la glace, qu'on peut cependant alors supprimer par intervalles, sans craindre de réaction fâcheuse, à cause de la diminution des forces.

Comme l'appétit se prononce promptement lorsque l'inflammation de l'appareil cérébral n'est point compliquée de gastro-entérite, il ne faut pas s'empresser de le satisfaire; le petit-lait, le lait coupé d'eau ou d'eau d'orge sucrée, les panades, le lait pur, puis cuit avec les fécules, sont les premiers alimens qui doivent être donnés.

MODIFICATIONS DU TRAITEMENT D'APRÈS LES COMPLICATIONS.

La plupart des maladies peuvent coïncider avec la méningo-céphalite des enfans; toutefois celles qui la compliquent le plus fréquemment, et dont nous nous occuperons seulement, sont les inflammations des bronches et des poumons, mais surtout les phlegmasies de l'estomac et des intestins qui existent, comme nous l'avons déjà dit, chez les deux tiers des malades.

L'estomac et l'intestin grêle peuvent être isolément enflammés dans cette affection ; cependant, dans le plus grand nombre des cas, ces deux parties du conduit digestif sont à la fois phlogosées, et même par fois l'inflammation s'étend à la membrane muqueuse du gros intestin.

Que l'inflammation des voies digestives soit primitive ou consécutive à la phlegmasie de l'appareil cérébral, on doit s'empresser de la faire cesser ; car, dans l'un et l'autre cas, elle réagit sur le cerveau, et ferait échouer le traitement le mieux dirigé, si elle n'était promptement combattue.

En même temps donc qu'on traitera l'affection cérébrale comme nous l'avons indiqué, on attaquera la gastro-entérite aussitôt qu'elle se sera manifestée, par des applications de sangsues sur la région de l'estomac, et sur d'autres parties des parois de l'abdomen, si les symptômes décèlent l'existence d'une entérite ; l'on donnera de préférence pour boisson de l'eau gommée, légèrement acidulée avec le suc de citron ou le sirop de groseilles, et l'on appliquera des fomentations émollientes sur le ventre. Si le gros intestin était enflammé, ce qu'annoncerait le dévoiement, on poserait quelques sangsues au fondement, et les lavemens purgatifs seraient remplacés par d'autres, faits avec la décoction de graine de lin ou la solution d'amidon.

La bronchite ne pourrait pas, je pense, par elle-même aggraver la phlegmasie de l'appareil cérébral, parce qu'il n'existe pas, soit dans l'état de santé, soit dans l'état de maladie, de sympathies bien prononcées entre la membrane muqueuse des bronches, le cerveau et les méninges; mais la toux qu'elle provoque, déterminant, au profit de l'inflammation de ces parties, la stase du sang dans les vaisseaux qu'elles renferment, on ne peut trop se hâter de la traiter. En conséquence, on ne donnera que des boissons gommées, et l'on fera une ou plusieurs applications de sangsues sous les clavicules; et, si ces moyens ne suffisent pas, on frictionnera ces parties avec la pommade stibiée. Il est rare qu'une bronchite récente résiste à l'éruption inflammatoire qu'elle excite, surtout quand son emploi a été précédé d'applications de sangsues.

Quelle que soit l'urgence qui existe de guérir promptement la bronchite, à moins qu'elle ne soit très-violente, on ne doit pas discontinuer l'application de la glace sur la tête, quoiqu'elle l'augmente par fois, et par fois l'occasionne. Au reste, l'effet fâcheux qu'elle détermine sur les voies de la respiration, dans la bronchite, n'est bien marqué que dans les premiers momens de son application ; elle diminue ensuite, et finit par cesser tout-à-fait.

Mais cette application deviendrait nuisible si l'inflammation était étendue au parenchyme des poumons. Il ne faudrait donc pas, pour combattre l'affection cérébrale, exposer le malade à succomber à une pneumonie aiguë. La saignée générale, si l'âge du malade le permet, des applications de sangsues et de cataplasmes sur la poitrine, seront les seuls moyens, joints aux révulsifs, employés contre l'affection cérébrale, qu'on pourra opposer à cette complication, qui laisse peu d'espoir de sauver le malade. Quant à la pneumonie chronique, à la fin de laquelle on voit souvent chez les enfans survenir les symptômes cérébraux caractéristiques de la méningocéphalite, elle met tout-à-fait cette affection au-dessus des ressources de l'art.

Quoique le traitement que nous venons de rapporter nous parût le plus convenable pour combattre une inflammation aussi grave que celle qui constitue la maladie qui nous occupe, nous ne l'aurions cependant présenté qu'avec le doute qu'inspire le peu de succès qu'on retire souvent des méthodes curatives qui semblent les plus rationnelles, si une expérience, déjà assez longue, ne m'en avait démontré l'efficacité ; nous allons au reste rapporter à l'appui un assez grand nombre de faits , qui ne seraient cependant pas

une preuve péremptoire de la bonté du traitement que nous préconisons, si nous taisions les
revers pour ne montrer que les succès ; mais
nous pouvons affirmer que depuis que nous
l'employons, nous n'avons eu à traiter de cette
maladie que les sujets de ces observations, à
l'exception d'un seul pour lequel nous n'avons
été appelé que le sixième jour de l'affection, qui
avait alors mis le malade dans un état tout-à-fait
désespéré.

TRAITEMENS HEUREUX.

PREMIÈRE SÉRIE.

MÉNINGO – CÉPHALITE SANS COMPLICATION.

VINGT-CINQUIEME OBSERVATION.

Trois ans et demi : début subit de la maladie ; vive céphalalgie, vomissemens spontanés, extrême agitation, yeux
sensibles à la lumière, resserrement des pupilles qui se
dilatent ensuite, grincement de dents, trismus, rigidité
des membres, mouvemens désordonnés du globe de l'œil,
profond assoupissement, respiration irrégulière. — Guérison.

Adolphe Duquesnoy, âgé de trois ans et demi,
jouissant d'une bonne santé, éprouva, sans cause
connue, dans l'après-midi du cinq mai 1826, de

la somnolence, à laquelle succéda bientôt une vive céphalalgie; le soir, il survint spontanément d'abondans vomissemens, après lesquels les douleurs de tête s'aggravèrent beaucoup. Appelé près du malade, je prescrivis *dix sangsues derrière les oreilles et un bain de pied sinapisé*; la nuit, l'enfant fut agité, et presque constamment dans un état de rêvasseries.

Le 6, la céphalalgie arrache des cris au petit malade; ses yeux sont sensibles à la lumière, injectés; ses pupilles sont contractées; il est alternativement assoupi ou dans une extrême agitation, pendant laquelle il roule constamment sa tête sur l'oreiller, et grince fortement les dents. Du reste, rien n'indique la lésion des organes digestifs: la langue est naturelle, la soif modérée, le ventre nullement sensible à la pression et la peau peu chaude; le pouls donne 80 pulsations, régulières pour leur force et leur fréquence. *Dix sangsues derrière les oreilles; cataplasmes sinapisés aux pieds; glace sur la tête; deux demi-lavemens miellés; orangeade pour boisson.* L'enfant est maintenu la tête élevée, et sa chambre est dans l'obscurité; malgré ces moyens, le soir il survient un assez fort paroxisme, et la nuit est mauvaise.

Le 7, assoupissement; l'enfant en sort par intervalle pour se plaindre de la tête; grincemens de dents, serrement tétanique des mâchoires;

agitation convulsive des muscles de l'œil ; alternative de rougeur et de pâleur de la face ; rigidité des membres ; respiration sensiblement irrégulière, présentant trois ou quatre inspirations précipitées, après lesquelles survient un assez long repos ; les facultés intellectuelles sont libres, mais le malade est irascible, tous les mouvemens paraissent lui être douloureux ; pas de symptômes gastriques ; mais il n'y a point de selles. *Dix sangsues derrière les oreilles ; cataplasmes fortement sinapisés aux genoux ; lavement avec une décoction de deux gros de séné et une once de sulfate de soude ; continuation de l'application de la glace.*

Le soir nul changement favorable n'étant survenu dans l'état de l'enfant, je lui fais appliquer deux vésicatoires aux jambes, et on lui passe le même lavement purgatif que le matin. Nuit plus tranquille que la précédente.

Le 8, l'état du malade est à peu près le même que la veille ; plusieurs fois il sort de l'assoupissement sans présenter de désordre dans les facultés intellectuelles ; mais il accuse toujours de la douleur de tête. Les pupilles se dilatent ; les mouvemens convulsifs du globe de l'œil, le grincement des dents, le trismus se font toujours observer, ainsi que l'irrégularité de la respiration, et les alternatives de rougeur et de pâleur de la face. Aucun symptôme n'indique encore la

lésion des voies digestives. On panse les vésicatoires avec le beurre frais et les feuilles de poirée,
après avoir enlevé l'épiderme : *deux vésicatoires
aux cuisses ; trois demi-lavemens purgatifs ;
continuation des autres moyens de traitement.*
Rien de nouveau dans le reste de la journée ;
mais la nuit est calme.

Le 9 au matin, l'assoupissement persiste sans
être profond. On remarque moins de désordre
dans les fonctions du système musculaire ; la
rigidité des membres, le trismus, les grincemens
des dents sont sensiblement moins prononcés ;
mais les yeux sont assez fortement agités de mouvemens convulsifs, les pupilles sont dilatées et la
respiration présente encore, mais moins souvent,
de l'irrégularité. On panse les vésicatoires des
cuisses sans enlever l'épiderme, et *deux autres
sont aussitôt appliqués aux bras; on continue les
lavemens purgatifs et l'application de la glace.*
Dans la journée, l'enfant est assez calme : il n'est
que dans un état de somnolence, ne se plaint
plus de la tête, et supporte facilement la lumière ;
cependant à plusieurs reprises, les joues se colo-
rent encore inégalement, surtout vers le soir où
il survient un léger paroxisme fébrile ; la nuit se
passe très-bien.

Le 10, on n'observe plus que de la somnolence, qui est encore moins prononcée que la
veille, et, de loin en loin, quelques mouvemens

déréglés du globe de l'œil ; l'enfant demande avec instance à manger. *On laisse sécher les vésicatoires des cuisses et des bras, mais l'on tient ceux des jambes en suppuration ; les lavemens purgatifs et l'application de glace sont continués.*

Le 11, amélioration plus sensible encore. *Lait coupé d'eau d'orge sucrée.*

Le 12, et les jours suivans on commence l'usage des potages et l'on supprime graduellement la glace et les vésicatoires. Le 20, l'enfant était dans un état de santé fort satisfaisant.

Lors même que la méningo-céphalite est primitive, on la voit presque toujours être précédée par quelques phénomènes morbides; chez le sujet de cette observation elle débuta au contraire, au moment où aucun symptôme n'annonçait la moindre altération de la santé, par une violente céphalalgie, et en peu d'heures la maladie atteignit un très-haut degré de gravité. C'est le seul cas que nous pourrons offrir présentant un début aussi prompt et si peu attendu.

L'affection de l'appareil cérébral était bien ici idiopathique. Deux heures avant qu'elle se déclarât, l'enfant mangeait comme à son ordinaire; et, ce qui arrive le plus rarement, elle a continué à exister sans complication : car aucun symptôme n'a signalé la lésion des autres viscères ; l'état naturel de la langue, le défaut de soif, de forte

chaleur de la peau et de douleur de l'abdomen ,
ainsi que le prompt retour de l'appétit, indiquent
d'une manière évidente que l'estomac et les intestins étaient restés dans l'état naturel ; c'était
donc bien une méningo-céphalite dans toute sa
simplicité qu'a présentée le jeune Duquesnoy.

Nous avons vu chez lui la plupart des symptômes caractéristiques d'une inflammation cérébrale
intense : car certes la vive céphalalgie , la sensibilité des yeux à la lumière , les mouvemens désordonnés du globe de l'œil, les grincemens de
dents, le trismus , la rigidité des membres , la
douleur produite par les mouvemens, et le profond assoupissement, annonçaient bien certainement une affection grave de l'appareil cérébral ;
mais tous ces phénomènes morbides ne sont pas
incompatibles avec un retour à la santé ; nous n'a-
vons pas observé le coma, la chute des paupières,
l'immobilité des pupilles, l'impossibilité de la déglutition, la paralysie, les contractures des membres, l'opacité de la cornée, etc. , phénomènes
dus à une atteinte très-profonde portée à la vitalité du cerveau, et annonçant par leur ensemble
une terminaison funeste ; aussi ne les verrons-
nous pas dans les observations que nous avons
encore à rapporter.

En considérant la nature et l'intensité des symptômes que la maladie a présentés dès sa brusque
apparition, on peut être certain que l'inflamma-

tion de l'appareil cérébral avait pris un grand essor et serait promptement parvenue à une terminaison fâcheuse, si l'énergie du traitement n'en avait arrêté la marche. Mais dès le troisième jour elle reste dans un état stationnaire ; le quatrième, elle s'amende d'une manière sensible , et le douzième, toutes les fonctions étaient rentrées dans l'état naturel. Ce décroissement rapide des symptômes est une nouvelle preuve que cette affection ne coïncidait pas avec la gastro-entérite , car presque toujours elle ne décline, avec cette complication, que d'une manière lente et souvent interrompue par des accidens.

VINGT-SIXIÈME OBSERVATION.

Deux ans et demi : céphalalgie , injection des conjonctives , mâchonnement, convulsions des muscles de la face, dilatation des pupilles qui sont oscillantes , assoupissement prolongé, respiration irrégulière , constipation. Dix jours de maladie. — Guérison.

Le 19 avril 1826, je fus appelé près d'un enfant de M. Chambet, âgé de deux ans et demi, bien constitué, mais ayant la tête volumineuse. Il était malade depuis trois jours, pendant lesquels il avait reçu les soins de M. Dutemple, chirurgien de cette ville, qui lui avait déjà fait plusieurs applications de sangsues vers la tête sans

en avoir obtenu aucune amélioration dans l'état
du cerveau. Lorsque je vis le malade, il était dans
un profond assoupissement, ses yeux étaient
agités de mouvemens convulsifs, ce qu'on observait au mouvement qu'ils communiquaient
aux paupières, restées fermées; les pupilles contractées; la face était inégalement colorée, rouge
d'un côté, pâle de l'autre, et par fois tiraillée
par les spasmes de ses muscles; l'enfant mâchonnait sans cesse, et dirigeait ses mains vers la tête;
la respiration était accélérée et irrégulière; le
pouls donnait 90 pulsations; la langue était couverte d'un léger enduit blanchâtre, mais sans
rougeur; la soif nulle, la peau chaude, et la
pression du ventre ne déterminait aucune marque
de souffrance; pas de selles depuis vingt-quatre
heures. *Presc. : cataplasmes sinapisés promenés
sur les extrémités inférieures; application continuelle de glace sur la tête; demi-lavemens purgatifs.* Même état dans la journée; nuit très-agitée.

Le 20, on observe encore tous les symptômes
de la veille; l'assoupissement est plus profond :
cependant on peut encore en retirer le malade,
qui a conservé toute sa connaissance. Il roule
sa tête sur son oreiller, le globe de l'œil est
moins agité de mouvemens convulsifs; mais il
est fixe, et la cornée le plus souvent entraînée
pendant l'assoupissement sous la voûte orbitaire; les conjonctives sont sensiblement injec-

tées et les pupilles resserrées. *Presc.* : *deux vésicatoires camphrés aux jambes; trois demi-lavemens purgatifs; continuation des autres moyens de traitement.* Dans la journée, on observe de fréquentes alternatives de rougeur et de pâleur de la face ; l'enfant sort plusieurs fois de l'assoupissement, mais ne tarde pas à y retomber ; le soir, léger paroxisme fébrile.

Le 21, pendant la nuit, le malade a été assez calme ; on a cependant observé quelques mouvemens brusques de tout le corps. Le matin, il sort plus souvent de l'assoupissement ; les yeux-sont moins convulsés, pour la première fois, ils présentent une dilatation sensible des pupilles ; une joue est rouge et l'autre pâle ; le mâchonnement continue, et par fois encore on observe quelques légers spasmes des muscles de la face, et de l'irrégularité bien marquée dans la respiration qui, comme chez le sujet de l'observation précédente, offre après un repos assez long plusieurs inspirations précipitées et inégales ; le pouls est à 95 pulsations ; mais rien n'indique la lésion de l'estomac et des intestins ; plusieurs selles sont provoquées par les lavemens. *On panse les vésicatoires des jambes pour les faire suppurer, et on en applique un à la cuisse; du reste, même traitement.* Dans l'après-midi , l'enfant est éveillé pendant plusieurs heures ; la nuit est bonne.

Le 22, la plupart des symptômes cérébraux disparaissent : l'on n'observe plus que de la somnolence, pendant laquelle on voit encore de temps en temps quelques mouvemens déréglés du globe de l'œil, mais plus d'irrégularité bien marquée dans la respiration ; le pouls perd de sa fréquence, et l'enfant manifeste à plusieurs reprises le désir de manger. *On persiste dans l'usage de la glace, des lavemens purgatifs, et on laisse les vésicatoires des jambes en suppuration. Lait coupé d'eau d'orge.*

Les jours suivans, l'amélioration s'est de plus en plus prononcée, et le malade est bientôt entré en convalescence, qui n'a été entravée par aucun accident.

Quoiqu'il ait existé trop de symptômes caractéristiques de la méningo-céphalite pour méconnaître l'existence de cette maladie, il est certain qu'elle n'a pas présenté le caractère de gravité que nous lui avons vu prendre chez le sujet de la précédente observation : aussi la guérison a-t-elle été prompte, sans que nous ayons eu besoin d'employer la série des moyens révulsifs qu'on nous verra le plus souvent mettre en usage. Mais ce n'est pas seulement parce qu'elle était peu grave, que l'inflammation de l'appareil cérébral a cédé facilement, c'est aussi parce qu'elle était exempte de toute complication, et

18

qu'elle se trouvait ainsi dans les conditions les plus favorables pour être traitée avec succès.

On n'a point remarqué dans la première observation ni dans celle-ci, les rémissions, les intermissions qu'offre si souvent la méningo-céphalite : c'est uniquement parce qu'elle n'a eu dans ces cas qu'une durée très-courte; nous les observerons au contraire presque chaque fois qu'elle se prolongera davantage.

Dans ce fait, comme dans le précédent, c'est aux réfrigérans sur la tête, et à la révulsion opérée sur la peau par les vésicatoires, et sur le gros intestin par les lavemens purgatifs, qu'il faut attribuer l'honneur de la guérison. Avant que je visse le malade, déjà plusieurs applications de sangsues avaient été faites sans apporter le plus léger soulagement; il ne faudrait cependant pas en conclure que les saignées capillaires ont été inutiles.

VINGT-SEPTIÈME OBSERVATION.

Deux ans et demi : céphalalgie, convulsions, assoupissement, mouvemens convulsifs du globe de l'œil, dilatation des pupilles, irrégularité de la respiration, mâchonnement, rémissions très-marquées, puis retour des accidens, auxquels se joint le renversement de la tête en arrière. —Guérison.

Joséphine Watrelot, âgée de deux ans et

demi, éprouve, sans cause connue, le 8 janvier 1828, de la douleur de tête, et perd l'appétit ; le 9 au matin, elle paraît beaucoup souffrir de la tête, elle crie, s'agite constamment ; dans l'après-midi, elle tombe dans l'assoupissement, et la nuit, elle a un accès convulsif.

Appelé le 10 au matin près d'elle, je la trouvai dans l'assoupissement ; retirée de cet état, elle porte la main au front, l'impression d'une vive lumière lui est pénible, aussi cherche-t-elle à l'éviter en fermant les yeux ; sa tête est sensiblement plus chaude que toute autre partie du corps ; les conjonctives sont un peu injectées, les pupilles resserrées ; une vive rougeur colore également les joues ; la langue est blanche ; la presion du ventre n'éveille aucune douleur, et il y a de la constipation. *Huit sangsues derrière les oreilles ; cataplasmes sinapisés aux pieds ; glace sur la tête ; deux demi-lavemens miellés ; orangeade pour boisson.* L'application de la glace n'est point faite. Le soir, l'état de la malade empire sensiblement : ses yeux sont sans cesse agités de mouvemens déréglés. Toute la nuit est passée dans l'assoupissement, pendant lequel on remarque de fréquentes agitations convulsives de tout le corps.

Le 11, je trouve l'enfant encore assoupi, je la réveille, mais elle retombe presque aussitôt dans l'assoupissement ; le globe de l'œil est toujours

18.

convulsé ; pour la première fois, on observe des grincemens de dents; la respiration est maintenant irrégulière ; le pouls est régulier, mais asséz fréquent. *Huit sangsues derrière les oreilles ; deux vésicatoires aux jambes ; trois demi-lavemens composés chacun d'une décoction de deux gros de séné et d'une demi-once de sulfate de soude ; glace sur la tête.* Cette fois, la glace est appliquée. Dans l'après-midi, l'assoupissement cesse un peu : alors la malade paraît agitée, crie, porte la main au front; la face devient alternativement pâle et rouge ; mais le soir, elle reste fortement colorée, la peau s'échauffe, le pouls s'active, en un mot, il y a un paroxisme fébrile très-marqué ; cependant la langue ne rougit point ; la soif est modérée, et le ventre insensible à une forte pression. Nuit assez calme.

Le 12 au matin, la malade paraît mieux : elle reste long-temps éveillée, sans être agitée; cependant elle est triste, et ses yeux exécutent encore parfois des mouvemens désordonnés ; les pupilles sont sensiblement dilatées ; je n'observe plus d'irrégularité dans la respiration, mais elle est lente et profonde; le pouls donne 100 puls. *Deux vésicatoires aux cuisses ; continuation des autres moyens de traitement.* Le reste de la journée et la nuit se passent dans un état assez satisfaisant.

Le 13 au matin, je trouve l'enfant gaie et

jouant ; elle est éveillée depuis plus de trois heures, et indique clairement qu'elle ne souffre pas de la tête ; cependant cette partie est toujours le siége d'une chaleur assez élevée, la pupille reste dilatée, et quelque chose d'insolite dans le regard et l'expression de la face avertit assez de ne pas compter sur une amélioration ; *en conséquence, les vésicatoires des jambes sont tenus en suppuration ; la glace reste constamment appliquée sur la tête, et l'on persiste dans l'emploi des lavemens purgatifs.* A deux heures de l'après-midi, la malade est encore dans l'état qu'elle présentait le matin ; mais le pouls est plus fréquent et une joue est colorée, tandis que l'autre est pâle, à cinq heures, paroxisme fébrile, retour des symptômes cérébraux. Nuit agitée.

Le 14 au matin, assoupissement ; mâchonnement ; dilatation plus prononcée des pupilles ; persévérance des mouvemens irréguliers du globe de l'œil ; agitation convulsive des muscles de la face ; renversement de la tête en arrière ; pouls fréquent. *Vésicatoires aux bras ; du reste, même traitement.* Dans l'après-midi, les symptômes persistent : on observe quelques alternatives de rougeur et de pâleur de la face ; mais le soir, le paroxisme manque, et la nuit est assez calme.

Le 15, amélioration réelle : l'enfant est éveillée ;

la physionomie est naturelle, la pupille toujours
un peu dilatée, mais les yeux ne sont plus que
de loin en loin agités de faibles mouvemens
convulsifs ; la respiration est régulière, le pouls
bien moins fréquent, et la chaleur de la tête est
en rapport avec celle du corps; l'enfant manifeste le désir de manger. *Les vésicatoires des
bras sont pansés comme ceux des cuisses sans
enlever l'épiderme; on continue l'application de
la glace, les lavemens purgatifs, et l'on remplace l'orangeade par du petit-lait.* Le mieux
se maintient toute la journée et la nuit, pendant
laquelle l'enfant dort d'un sommeil paisible.

Le 16, et les jours suivans, l'amélioration se
continuant sans interruption, l'appétit se pronon-
çant de plus en plus, on laisse sécher les vésicatoires, la glace n'est plus appliquée que de
temps en temps, et l'on accorde de légers potages. — Le 22, la maladie était entièrement
terminée.

La méningo-céphalite a parfaitement présenté
chez le sujet de cette observation, la physionomie que lui donnent les auteurs sous diverses
autres dénominations. L'assoupissement prolongé
qu'elle a déterminé n'aurait pas manqué surtout
de la faire considérer comme une hydrocéphale
aiguë, par ceux qui admettent encore l'existence
de cette maladie.

Quoique la rémission très-marquée survenue pendant toute la journée du 13, ne me trompât point sur son caractère, et que je m'attendisse au retour des accidens, cependant, contre mon habitude, je cessai de soutenir la révulsion par de nouveaux irritans de la peau, ce dont j'eus le plus grand regret le lendemain, en voyant la malade dans un état pire que les jours précédens, puisqu'à tous les symptômes que nous avions jusqu'alors remarqués, se joignit le renversement de la tête en arrière, qu'on n'observe guère que lorsque cette affection doit avoir une issue funeste; cependant deux vésicatoires aux bras dissipèrent, comme par enchantement, cette série de phénomènes fâcheux, et le lendemain la malade était en voie de guérison.

Cette prompte disparition des accidens ne suffirait-elle pas seule pour démontrer, ce que prouvent, comme nous l'avons vu, et les faits et le raisonnement, que l'hydropisie des ventricules ne constitue pas la maladie, et n'en est qu'un accident bien moins important qu'on ne pense, puisqu'il n'a pas empêché que la plupart des symptômes disparussent peu d'heures après l'application des vésicatoires des bras qui, certes, ne pouvaient pas résoudre l'épanchement, mais qui ont déplacé l'inflammation, cause de cet accident, comme de tous les phénomènes caractéristiques de la maladie. Ce que nous disons ici est applicable à tous les faits que nous rapportons où le traitement a été couronné de succès ; effectivement, comment pourrait-on en expliquer les heureux effets, si la maladie consistait dans l'hydropisie des ventricules cérébraux, si même cette hydropisie pouvait être un grand obstacle à la guérison : car, bien certainement, la glace, les sangsues et les vésicatoires ne peuvent avoir d'action sur l'épanchement ; tandis qu'on conçoit très-bien qu'ils peuvent résoudre l'inflammation du cerveau.

Ce cas est encore un exemple de méningo-céphalite simple, sans complication ; du moins aucun symptôme n'annonçait d'autre lésion que celle de l'appareil cérébral ; aussi a-t-on vu l'appétit se prononcer aussitôt que l'affection du cerveau a cédé.

VINGT-HUITIÈME OBSERVATION.

Trois mois : alternatives d'assoupissement et de convulsions. — Guérison.

Adolphe Teinturier, âgé de trois mois, commence à éprouver, à la fin de 1826, des nuits mauvaises, caractérisées par de l'agitation et des réveils en sursauts ; cependant dans la journée ses fonctions ne paraissent nullement dérangées ; seulement on observe quelque chose d'insolite dans son regard. Cet état se maintient jusqu'au 1er décembre. Ce jour, un officier de santé de cette ville, M. Dutemple, lui fait appliquer deux sangsues derrière les oreilles.

Le 7, convulsions de tout le corps, qui se renouvellent, mais avec moins de violence le lendemain.

Le 9, nouvel accès convulsif, qui se répète très-fréquemment dans la journée, alternant avec l'assoupissement. M. Dutemple fait appliquer huit sangsues aux pieds, et le soir, quatre autres sont posées derrière les oreilles ; néanmoins, les convulsions continuant, il pratique dans la nuit une saignée du bras, et comme elle fournit peu de sang, et que les accidens persévèrent, une seconde plus productive est faite le 10 au matin, et huit sangsues sont encore appliquées aux extrémités inférieures.

Malgré cette perte abondante de sang, les convulsions persistant, et prenant même plus d'intensité, je suis appelé, dans l'après-midi du 17, en consultation. Lorsque j'arrivai, l'enfant était assoupi, mâchonnait ; les paupières, à demi fermées, permettaient de voir le globe de l'œil, qui était agité de mouvemens désordonnés ; la pupille était contractée, la face pâle, le corps fréquemment agité de secousses convulsives, le pouls très-fréquent et petit, et la respiration fort irrégulière. Il n'existait pas d'ailleurs de symptômes bien manifestes de lésion des organes digestifs. *Application continuelle de glace sur la tête; sinapismes mitigés aux pieds, portés cinq heures après aux jambes et ensuite aux cuisses; lavemens purgatifs.* Outre ces moyens, on tient la chambre dans l'obscurité et le silence.

Le 12, l'assoupissement paraît moins profond; les autres symptômes, observés la veille, se font encore remarquer, mais ils ont perdu de leur force; d'ailleurs, plus de convulsions générales : on remarque seulement des secousses convulsives de tout le corps. On continue à promener des cataplasmes sinapisés sur les extrémités inférieures, les reportant sur les parties qui en ont déjà été couvertes, mais dont l'irritation est calmée; on persiste dans l'application de la glace et l'administration des lavemens purgatifs.

Le 13, amélioration très-sensible dans l'état du petit malade : on n'observe plus que de la somnolence et des mouvemens irréguliers des muscles de l'œil. Cependant, le soir, il survient encore un accès convulsif, mais léger, et de courte durée. *On persiste dans le traitement.*

Le 14, le mieux se soutenant, on cesse d'irriter les extrémités inférieures et l'application de la glace; mais la tête reste découverte, et l'on persévère dans l'emploi des lavemens purgatifs.

Le 15, on ne remarque plus que de loin en

loin quelques mouvemens irréguliers du globe de l'œil. Les jours suivans, toutes les fonctions continuent à rentrer dans l'état normal.

Le 17, la santé est bien rétablie.

Nous avons dit qu'on n'observait pas, dans tous les cas de méningo-céphalite, tous les symptômes que nous avons donnés comme caractéristiques de cette affection; que par fois on en remarquait même très-peu, et que cette différence, dans le plus ou moins grand nombre de phénomènes morbides qu'elle peut présenter, dépendait souvent de la diversité des âges, qui apportent également des modifications dans l'intensité des symptômes. L'observation que nous venons de rapporter vient à l'appui de nos assertions. A trois mois, cet enfant ne pouvait pas encore manifester, ni par la parole, ni par les geste, la douleur de tête qu'il devait éprouver ; on ne pouvait pas non plus trouver du trouble dans les facultés intellectuelles, nulles à cet âge ; point de grincemens de dents ; point de ces cris, nommés hydrocéphaliques, auxquels quelques auteurs accordent une si grande importance, qui ne s'expriment que par la parole, et qu'on n'entend par conséquent que dans un âge plus avancé; le désordre du système musculaire extérieur, tantôt partiel, tantôt général, et l'assoupissement, sont les seuls phénomènes qui caractérisent bien souvent la souffrance du cerveau à cette époque de la vie, encore si près de la naissance. Sans doute les convulsions ne sont pas des symptômes pathognomoniques d'inflammation du cerveau, mais elles prouvent toujours l'irritation de cet organe ; et quand elles ont été aussi prolongées que nous les avons vues chez cet enfant, et qu'elles sont suivies d'assoupissement, on ne peut guère douter que l'irritation de l'appareil cérébral ne se soit élevée jusqu'à l'état inflammatoire. Les seuls symptômes que nous ayons remarqués dans ce cas ont été également observés chez le sujet de la dix-huitième observation : ils étaient même bien moins intenses, et cependant on a trouvé à l'ouverture du cadavre des lésions bien graves du cerveau et de ses membranes. Je ne devais donc pas hésiter à présenter encore ce cas comme un exemple de méningocéphalite.

Les faits que nous venons de rapporter, et ceux que nous présenterons encore, tendent manifestement à démontrer que c'est à la révulsion, unie aux réfrigérans appliqués sur la tête, qu'il faut principalement attribuer la guérison ; mais aucun ne le prouve mieux que celui-ci. Il était impossible, vu l'âge du sujet, de pousser plus loin qu'on ne l'a fait les évacuations sanguines, et cependant, les accidens, loin de s'amender, paraissaient s'aggraver par la perte du sang ;

tandis qu'ils cédèrent du moment qu'on appliqua la glace sur la tête, et qu'on irrita les extrémités inférieures et le gros intestin.

VINGT-NEUVIÈME OBSERVATION.

Quinze mois : convulsions, assoupissement, mâchonne-ment, mouvemens convulsifs du globe de l'œil, dilata-tion des pupilles, respiration irrégulière, alternatives de rougeur et de pâleur de la face ; *emploi du tartre stibié en lavement.* — Guérison.

Henri Billouard, âgé de quinze mois, fort, bien portant, est pris tout-à-coup de convulsions, dans l'après-midi du 12 janvier 1826. Appelé à l'instant près de lui, je le trouve dans un état convulsif, auquel participent tous les muscles de la vie de relation. Un moment après, et tandis que la convulsion existe encore, *dix sangsues lui sont appliquées derrière les oreilles.* Bientôt cet état convulsif cesse, et l'on n'observe plus qu'un grand affaissement. Cependant, le soir, l'enfant refuse un léger potage qu'on lui présente ; la nuit se passe sans accident ; mais le lendemain, à six heures du matin, il survient un nouvel accès convulsif, moins fort et moins long que le premier, mais qui est suivi d'assoupissement, dont on retire toutefois facilement le malade. *Huit sangsues derrière les oreilles ; eau froide sur la tête ; cataplasmes sinapisés aux pieds ; lave-mens miellés ; eau d'orge pour boisson.* L'assoupissement continue toute la journée ; l'enfant n'en sort que deux fois pour entrer en convulsion, qui n'a qu'une très-courte durée.

Le 14, le malade reste assoupi ; plus de convulsion générale, mais les muscles de la face et de l'œil sont agités de mouvemens désordonnés ; la respiration est très-accélérée, offrant de temps en temps un repos assez long ; le pouls est fréquent, irrégulier. Du reste, point de symptômes gastriques : la pression de l'abdomen n'excite aucune douleur, sa chaleur est modérée, la langue est nette, sans rougeur ; mais depuis quarante heures, il n'y a point de selles. *Sinapismes aux pieds ; continuation des autres moyens de traitement.* La douleur produite par les sinapismes fait sortir le malade de l'assoupissement ; mais il y retombe peu de temps après qu'ils sont enlevés. Le soir, paroxisme ; nuit agitée.

Le 15, au matin, assoupissement ; dilatation sensible des pupilles ; rotation du globe de l'œil ; alternatives de rougeur et de pâleur de la face ; mâchonnement ; respiration bien moins accélérée que la veille, mais conservant son irrégularité ; point de selles depuis trois jours. *Deux vésicatoires aux jambes ; application continuelle d'eau froide sur la tête ; lavement avec cinq grains de tartre stibié.* Légères coliques ; deux selles dans l'après-midi. Le soir, l'enfant reste cinq quarts d'heures hors de l'assoupissement. La nuit est assez calme.

Le 16, je trouve encore à ma visite du matin le petit malade assoupi ; mais je le réveille facilement : il sourit. Cependant les pupilles restent dilatées, et la face inégalement colorée. Rien encore n'indique la lésion de la membrane muqueuse gastro-intestinale : point de soif, point de forte chaleur de la peau, le pouls donne quatre-vingt pulsations, et la langue reste dans l'état naturel. *Deux vésicatoires aux cuisses; lavement avec une solution de six grains de tartre stibié. Du reste , même traitement.* Le lavement détermine de plus fortes coliques que la veille ; l'enfant s'agite, crie, mais il est bien moins assoupi , et les mouvemens convulsifs des muscles de l'œil et de la face se font moins observer. Le soir, léger paroxisme fébrile avec somnolence. Nuit satisfaisante.

Le 17, depuis le lavement, l'enfant a lâché quatre selles ; plus d'assoupissement : seulement un peu de somnolence. On n'observe plus que de temps en temps quelques mouvemens irréguliers du globe de l'œil , et une inégale répartition de la coloration de la face. *Lavement avec trois grains seulement de tartre stibié. Du reste ; même traitement.* On panse les vésicatoires des cuisses sans enlever l'épiderme. Le malade reste éveillé et calme toute la journée ; il a trois selles, avec de légères coliques.

Le 18, le mieux se soutient ; l'appétit se prononce. *Simples lavemens d'eau avec deux cuillerées de mélasse ; lait coupé d'eau d'orge sucrée.* On cesse l'application d'eau froide sur la tête ; et l'on panse les vésicatoires des jambes avec le beurre frais.

Le 20, état satisfaisant.

Le 24, l'enfant est parfaitement rétabli.

Ce fait a beaucoup d'analogie avec celui que nous avons précédemment rapporté. C'est aussi par les convulsions et l'assoupissement que la méningo-céphalite s'est principalement caractérisée ; cependant, comme ce dernier symptôme a été plus intense et plus prolongé, on peut croire que la lésion de l'appareil cérébral a été plus grave chez le sujet de cette observation.

Nous n'avons pas insisté long-temps, comme on l'a vu, sur les émissions sanguines, et nous avons promptement employé une énergique révulsion, dont l'heureuse influence s'est fait cependant assez attendre, et qu'on n'a dû peut-être qu'à l'action du tartre stibié sur le gros intestin : car jusqu'à son emploi, les accidens avaient été en augmentant, tandis qu'ils ont cédé assez promptement après son usage. Ce fait est bien propre à rassurer les esprits timides qui craindraient d'irriter le gros intestin, et se priveraient par là d'un puissant moyen de traitement.

Malgré ses bons effets dans cette circonstance, j'ai cessé d'employer le tartre stibié en lavement, à cause des douleurs intestinales qu'il détermine, et parce qu'il peut être avantageusement remplacé par d'autres médicamens qui excitent également les sécrétions de la membrane muqueuse du gros intestin.

TRENTIÈME OBSERVATION.

Deux ans : tête volumineuse ; insomnie depuis la naissance ; accès, caractérisés par des vomissemens et de l'assoupissement, revenant depuis long-temps par intervalles, puis prenant un caractère aigu : alors, chaleur extrême de la tête, alternatives de rougeur et de pâleur de la face, mouvemens convulsifs des yeux et des membres, dilatation des pupilles, léger strabisme, stupeur, irrégularité de la respiration. — Guérison.

Lucien Daugis, âgé de deux ans, ayant la tête très-grosse, avait toujours présenté l'apparence d'une santé vigoureuse, et cependant il était depuis sa naissance l'objet des inquiétudes de ses parens, à cause de l'insomnie continuelle dont il était tourmenté. Il devint sujet, avant mais surtout pendant la dentition, à des vomissemens auxquels succédait un état d'assoupissement. Ces accès, qui n'eurent d'abord que vingt à trente minutes de durée, et qui ne revenaient que tous les deux ou trois mois, se rapprochèrent, et devinrent plus prolongés, s'accompagnant de mouvemens convulsifs, et d'alternatives de rougeur et de pâleur de la face.

Dans le courant de janvier 1826, époque où l'enfant avait toutes ses dents, les accès se répétèrent fréquemment, et plus souvent encore le mois-d'après. Alors l'appétit se perdit, et il survint un peu de constipation. Plusieurs moyens de traitement furent mis en usage, d'après le conseil d'un médecin, sans arrêter ni diminuer la force des accès.

Le 27, je fus appelé près du malade. Je le trouvai dans un état de somnolence; de temps en temps, il pousse des cris douloureux; la tête est entraînée à gauche, elle est très-chaude, comparativement aux autres parties du corps; les yeux sont par fois agités de mouvemens déréglés; les pupilles sont dilatées, les joues colorées inégalement, et les mâchoires fortement serrées. Assez fréquemment, les extrémités abdominales et thoraciques sont agitées de mouvemens convulsifs; la respiration est irrégulière, et le pouls peu fréquent et peu développé, quoique les artères carotides battent avec violence. D'ailleurs, pas de symptômes bien évidens de gastro-entérite : la chaleur de la peau, hors celle de la tête, est naturelle, et la pression de l'abdomen ne détermine aucune expression de souffrance. *Quinze sangsues derrière les oreilles ; cataplasmes chauds aux pieds ; eau froide sur la tête.* Le soir, la plupart des symptômes se dissipent, et l'enfant manifeste un vif désir de manger, ce qu'il n'avait pas éprouvé depuis six semaines. Cependant, dans la nuit, les accidens se renouvellent, et l'enfant paraît agité d'une vive frayeur.

Le 28 au matin, je retrouve le malade à peu près dans l'état de la veille : il venait de vomir, et était assoupi, poussant de temps à autre des cris douloureux ; la tête était très-chaude, toujours tirée un peu à gauche. *Quinze sangsues derrière les oreilles ; cataplasmes sinapisés aux pieds ; eau froide sur la tête.* Les accidens se calment à mesure que le sang coule. Cependant, dans l'après-midi, la face est encore très-colorée, et les carotides battent avec force. On continue à favoriser l'écoulement du sang, *l'on substitue la glace à l'eau froide ; et l'on applique des sinapismes aux jambes.*

Au moment de l'application de la glace, l'enfant perd connaissance ; mais il ne tarde pas à la reprendre. Le soir, mieux manifeste : le petit malade est calme, et, pour *la première fois de sa vie,* il dort sept à huit heures sans interruption.

Le 29, la face est inégalement colorée, la tête très-chaude, et les pulsations des carotides sont toujours très-vives. Les pupilles restent dilatées ; le regard a quelque chose d'inaccoutumé, dû à un léger strabisme ; la respiration est irrégulière, et les membres sont sujets à de légères secousses convulsives. Il n'existe encore aucun symptôme bien prononcé d'inflammation gastro - intestinale : l'abdomen est insensible à la pression, la langue est sans rougeur, le pouls n'est ni fort ni très-fréquent, et contraste avec l'état d'agitation des carotides ; les selles sont toujours assez rares. *Même traitement.* La glace qui remplit la moitié de la vessie ne reste que dix minutes pour fondre, tant la tête est chaude. A trois heures de l'après-midi, il survient un léger paroxisme, caractérisé par des alternatives de rougeur et de pâleur de la face, le serrement des mâchoires, des mouvemens convulsifs des membres, et une irrégularité plus marquée dans la respiration. *Sinapismes aux genoux ; lavement avec la décoction d'une demi-once de séné ; application continuelle de glace sur la tête.* Nuit calme.

Le 30, diminution sensible des symptômes : la tête est moins chaude, il n'y a plus de désordre dans les fonctions du système musculaire, la respiration est naturelle : seulement on remarque encore quelque chose d'insolite dans le regard, et par fois de l'inégalité dans la coloration de la face, un côté étant rouge et l'autre pâle ; mais l'appétit se prononce fortement. Malgré cette amélioration, on persiste dans le traitement, mais on cesse d'irriter les extrémités inférieures.

Le 31, mieux être, plus marqué encore. On abandonne par intervalle l'application de la glace.

Les jours suivans, l'enfant entre en convalescence, qui n'a été troublée par aucun accident.

Ce fait me paraît offrir beaucoup d'intérêt. Par sa marche, par l'absence de plusieurs symptômes, et l'existence de plusieurs autres, cette maladie diffère de celles que nous avons rapportées, de celles que nous rapporterons, et de la plupart des faits consignés dans les auteurs, et cependant sa cause prochaine me semble être essentiellement de même nature : c'est toujours l'irritation inflammatoire de l'appareil cérébral, irritation à laquelle le jeune Lucien paraissait disposé depuis sa naissance, par le volume de son cerveau, et qu'annonçait une continuelle insomnie.

Long-temps avant de prendre une marche aiguë, la surexcitation cérébrale se décèle par intervalle par des vomissemens spontanés, auxquels succèdent de l'assoupissement et des alternatives de rougeur et de pâleur de la face. Ces accès, qui d'abord ne se montrent que tous les deux ou trois mois, et n'ont qu'une durée de vingt ou trente minutes, reviennent ensuite plus fréquemment, sont plus longs, et s'accompagnent de cris, et de la contraction tétanique des mâchoires. Enfin, cette irritation intermittente du cerveau finit par devenir continue, par l'effet de l'inflammation qu'elle a déterminée ; et dès-lors les phénomènes morbides, annonçant la souffrance de cet organe, se multiplient, s'aggravent, revenant bien, il est vrai, toujours par accès, mais par accès qui se succèdent rapidement, sans qu'il y ait entre eux une cessation complète des symptômes cérébraux : circonstance qui me paraît prouver l'existence d'une méningo-céphalite ; car, comme nous l'avons déjà dit, c'est moins par la multiplicité de ces symptômes qu'elle se décèle, que par leur persévérance.

On n'a point observé, il est vrai, de céphalalgie, de sensibilité des yeux à la lumière, de grande agitation, d'assoupissement profond et prolongé ; mais nous avons déjà démontré par les faits que ces symptômes ne sont pas constans. Au reste, la chaleur extraordinaire de la tête, les battemens violens des carotides, la dilatation des pupilles, les mouvemens convulsifs des yeux et des membres, le trismus, l'expression de stupeur de la face, l'irrégularité de la respiration,

que nous avons remarqués chez lui, et, enfin, le
succès du traitement, me paraissent prouver sans
réplique qu'il était atteint d'une phlegmasie de
l'appareil cérébral.

DEUXIÈME SÉRIE.

MÉNINGO-CÉPHALITE COÏNCIDANT AVEC D'AUTRES INFLAMMATIONS.

PREMIÈRE SECTION.

MÉNINGO-CÉPHALITE COMPLIQUÉE D'INFLAMMATION DES BRONCHES.

TRENTE-UNIÈME OBSERVATION.

Deux ans : toux très-vive, convulsions, assoupissement,
mouvemens irréguliers du globe de l'œil, dilatation et
oscillations des pupilles, alternatives de rougeur et de
pâleur de la face, mâchonnement, grincemens de dents,
respiration irrégulière, contraction des membres, secousses convulsives de tout le corps. — Guérison.

Henri Delcourt, âgé de vingt-cinq mois,
maigre, faible, contracte une bronchite dans le
mois de novembre 1827; bientôt cette inflammation s'accroît : la toux est vive, continue, et

le cerveau ne tarde pas à donner des signes de souffrance.

Le 15, je vois le malade pour la première fois; il sortait d'une convulsion, quand j'arrivai près de lui; la respiration était accélérée, haute, la toux vive, excitant manifestement de la douleur, et le pouls d'une extrême fréquence; la face d'un rouge violet contrastait singulièrement avec la pâleur du reste du corps; l'enfant était dans l'assoupissement, mais il en sortit pour tousser, et il ouvrit les yeux qui étaient agités de mouvemens convulsifs. *Huit sangsues sous les clavicules; sinapismes aux pieds; cataplasme chaud sur la poitrine; eau gommée et édulcorée pour boisson.*

Le soir, la respiration est moins accélérée, et s'éloigne peu de l'état naturel; la toux est moins vive, le pouls moins fréquent, la face moins colorée; mais le malade est plus assoupi, il mâchonne sans cesse et grince par fois les dents; les yeux sont toujours convulsés, et les pupilles dilatées et oscillantes. *Six sangsues derrière les oreilles; eau froide sur la tête; sinapismes mitigés aux genoux; lavemens d'eau simple avec trois onces de mélasse.* Un peu d'agitation pendant la nuit.

Le 16 au matin, je retrouve l'enfant encore dans l'assoupissement, les yeux sans cesse agités de mouvemens déréglés, et la cornée le plus souvent entraînée sous la voûte de l'orbite ; le mâchonnement, les grincemens de dents se font encore remarquer ; depuis la nuit, on observe de fréquentes alternatives de rougeur et de pâleur de la face, et la respiration est redevenue accélérée, plaintive et irrégulière ; la toux est moins fréquente, ce qui tient peut-être moins à la diminution de l'inflammation des bronches, qu'à l'état d'assoupissement dans lequel est le malade, car elle paraît lui être toujours douloureuse : ce que semble du moins indiquer l'expression de souffrance que présente la face pendant qu'elle a lieu. *Six sangsues derrière les oreilles ; vésicatoires aux jambes ; eau froide sur la tête ; lavement avec une décoction de deux gros de séné et une demi-once de sulfate de soude ; frictions avec une pommade stibiée sous les clavicules.* Dans l'après-midi, quelques secousses convulsives du corps. Le soir, léger paroxisme. Plusieurs selles dans la nuit.

Le 17, à neuf heures du matin, je vois pour la première fois l'enfant éveillé ; je l'observe longtemps sans remarquer un seul mouvement déréglé du globe de l'œil ; mais les yeux sont ternes, les pupilles restent dilatées, et la face exprime un profond abattement ; la respiration est beaucoup ralentie, mais elle est encore irrégulière et quelquefois plaintive. *Deux vésicatoires aux cuisses ; continuation des autres moyens de trai-*

tement. Après mon départ, l'enfant retombe dans l'assoupissement ; il mâchonne, grince un peu les dents, et éprouve quelques secousses convulsives des extrémités thoraciques. Le soir, la face est rouge, la peau un peu chaude, le pouls accéléré ; en un mot, il existe un léger paroxisme fébrile. De nombreux boutons se sont développés sous les clavicules ; ils sont gros et très-enflammés sur les piqûres de sangsues ; la toux est beaucoup diminuée. Nuit calme.

Le 18, le malade est mieux : il n'est que dans un état de somnolence ; par fois encore on observe un peu d'inégalité dans la respiration, de la rougeur de la face, quelques mouvemens irréguliers du globe de l'œil et du mâchonnement ; mais ces symptômes ont perdu de leur intensité, et ne se prolongent pas. La toux a presque entièrement cessé, la respiration est naturelle, et les pupilles sont moins dilatées. *On entretient les vésicatoires des jambes ; on laisse sécher les autres ; on continue les réfrigérans sur la tête et les lavemens purgatifs ; petit-lait.* Dans l'après-midi, il survient encore un léger paroxisme, pendant lequel l'enfant est assoupi, et roule les yeux d'une manière convulsive ; mais vers le soir, ces symptômes se dissipent, et la nuit est favorable.

Le 19, état très-satisfaisant pendant toute la journée : on n'observe plus qu'un peu de somno-

lence et de rougeur de la face ; l'appétit se prononce vivement. On cesse l'application d'eau
froide sur la tête ; l'on passe de simples lavemens miellés, et l'on donne de l'eau d'orge
coupée de lait sucré.

Le 20 et les jours suivans, la maladie marche
rapidement vers la guérison : plus de toux, plus
de symptômes cérébraux ; et sous l'influence d'un
régime doux, qu'on rend graduellement de plus
en plus substantiel, cet enfant, qui avait toujours été maigre et pâle, se colore, et prend de
l'embonpoint.

Il n'est pas rare de voir le cerveau s'irriter,
s'enflammer à la suite des bronchites et des affections plus graves des voies de la respiration.
Ce n'est pas, comme cela a lieu si souvent dans
la gastro-entérite, par sympathie, que l'encéphale
s'affecte alors, mais uniquement parce que la toux
détermine la stase du sang sur cet organe, ce
qu'annonce suffisamment l'injection capillaire de
la face, la pesanteur et la douleur de la tête, et
parce que cette congestion peut l'irriter au point
de l'enflammer, comme cela est arrivé chez le
sujet de cette observation : car il me paraît évident qu'ici l'affection de la poitrine a été cause de
celle de l'appareil cérébral. La crainte d'augmenter la toux m'avait d'abord empêché d'employer les réfrigérans sur la tête ; mais, voyant

l'affection du cerveau s'aggraver, je pensai devoir réunir tous les moyens qui pouvaient la dissiper, et je les ai mis en usage, malgré la contre-indication qui paraissait les exclure; mais en même temps, je combattis localement l'inflammation des bronches par les saignées capillaires et une puissante révulsion, qui eut tout le succès désiré : car la toux, qui cependant existait déjà depuis long-temps, diminua promptement dès que l'éruption inflammatoire, provoquée par la pommade stibiée, parut sous les clavicules. Je pense donc qu'en agissant ainsi, on ne doit point appréhender l'effet de la toux sur le cerveau, et qu'il n'est même pas nécessaire de se borner à l'emploi de l'eau froide, comme je l'ai fait ici, mais qu'on peut sans crainte recourir à l'action plus profonde de la glace, comme nous l'avons employé pour le sujet de l'observation que nous allons rapporter. D'ailleurs, lors même qu'elle augmenterait la toux, ce ne serait pas une raison pour se priver d'un si puissant moyen de traitement de l'affection principale, vu qu'elle dissipe la congestion des vaisseaux cérébraux, et annule ainsi les mauvais effets qu'elle pourrait indirectement produire. Comme nous l'avons déjà dit, ce ne serait que dans le cas où la méningo-céphalite serait compliquée d'une pneumonie aiguë qu'on devrait s'en abstenir.

DEUXIÈME SECTION.

MÉNINGO-CÉPHALITE COMPLIQUÉE DE BRONCHITE ET D'INFLAMMATION GASTRO-INTESTINALE.

TRENTE-DEUXIÈME OBSERVATION.

Cinq ans : bronchite et gastro-entérite donnant lieu à une inflammation de l'appareil cérébral, caractérisée par la somnolence, l'assoupissement, l'agitation, le délire, les grincemens de dents, les alternatives de rougeur et de pâleur de la face, la stupeur, la dilatation des pupilles et l'irrégularité de la respiration ; absence de plusieurs symptômes ordinaires à cette affection. — Guérison.

Maurice Chambet, âgé de cinq ans, maigre, vif, ayant déjà été atteint, deux ans auparavant, d'une méningo-céphalite (c'est le sujet de la vingt-sixième observation), contracta, vers la fin de mars 1828, une bronchite qui ne tarda pas à déranger les fonctions de l'estomac.

Le 27, il reste toute la journée dans un état de somnolence, qui se continue et s'aggrave le lendemain. Cette tendance au sommeil est jusqu'alors le seul symptôme cérébral qu'on observe : il n'y a même pas de céphalalgie ; mais l'enfant a complètement perdu l'appétit, sa langue est un peu rouge; il a de la fièvre qui, depuis quelques jours, s'exaspère le soir.

Le 28, l'état du malade ne changeant pas, je lui fais appliquer *huit sangsues sur l'épigastre.* Le sang coule beaucoup, sans apporter d'amélioration sensible.

Le 29, l'enfant est assoupi, très-agité, et tousse beaucoup. *Huit sangsues derrière les oreilles; cataplasmes sinapisés aux pieds.* Pendant la nuit, l'agitation augmente, il survient un peu de délire.

Le 30, assoupissement; retiré de cet état, le petit malade répond tantôt bien, tantôt mal, aux questions qu'on lui adresse; il n'accuse pas de céphalalgie; ses yeux ne présentent rien de particulier, mais il est agité; l'on observe de fréquentes alternatives de rougeur et de pâleur de la face; la tête est chaude, et les carotides battent avec force. Du reste, la toux est vive, la langue assez rouge, et le pouls accéléré. *Huit sangsues derrière les oreilles; glace sur la tête; cataplasmes sinapisés, promenés sur les extrémités inférieures; trois demi - lavemens avec deux onces de mélasse pour chacun.* Le soir, paroxismes, grincemens de dents, et léger trouble dans les facultés intellectuelles; ces symptômes se font remarquer pendant toute la nuit.

Le 31, au matin, le malade paraît mieux; il est moins assoupi, répond bien aux questions qu'on lui fait; on continue cependant d'entretenir une irritation assez forte sur les extrémités inférieures, au moyen de sinapismes mitigés, et l'on persiste dans l'application de la glace, malgré qu'elle a augmenté sensiblement la toux. Mais le soir, le pouls s'élève, devient plus fréquent, la peau s'échauffe, il y a encore un peu de désordre dans les idées, et de fréquens grincemens de dents; ce paroxisme se continue pendant toute la nuit.

Le 1er avril, le malade est à peu près dans le même état que la veille. On n'observe que de la somnolence, des alternatives de rougeur et de pâleur de la face; mais à cinq heures du soir, il survient un paroxisme plus intense que celui des jours précédens, toujours caractérisé par de la fièvre, un peu de délire, de continuels grince- mens de dents, et un assoupissement profond. Pendant la nuit, il y a eu beaucoup d'agitation.

Le 2 au matin, l'enfant est dans l'assoupisse- ment : il en sort toutefois par intervalle, et alors les sens et l'entendement paraissent fort obtus ; les pupilles sont sensiblement dilatées; les yeux n'exécutent aucun mouvement désordonné, mais ils ont perdu leur éclat et expriment la stupeur ; la respiration est d'une irrégularité très-marquée, présentant plusieurs inspirations précipitées, auxquelles en succèdent de lentes et profondes ; la toux est vive, la peau chaude et le pouls fré- quent. *Huit sangsues derrière les oreilles; deux vésicatoires aux jambes ; deux emplâtres de poix de Bourgogne émétisés sous les clavicules; application continuelle de la glace sur la tête, et continuation des autres moyens de traitement.* Dans l'après-midi, fréquentes alternatives de rougeur et de pâleur de la face; assoupissement plus prononcé. Le soir, paroxisme, caractérisé par les mêmes symptômes que celui des jours précédens. La nuit cependant se passe assez bien.

Le 3 et le 4, l'état du malade ne change pas : il reste dans l'assoupissement, dont il sort cependant par intervalle. Si on l'interroge aussitôt qu'il se réveille, il n'y a point de précision dans ses réponses ; mais peu après, elles deviennent satisfaisantes, et rien n'annonce alors le trouble des facultés intellectuelles ; la tête est chaude, non douloureuse ; les pupilles sont dilatées, les yeux abattus, sans offrir aucune autre particularité ; la face présente toujours de fréquentes alternatives de rougeur et de pâleur, ou une inégale répartition dans sa coloration, étant rouge d'un côté et pâle de l'autre ; les grincemens de dents continuent, ainsi que l'agitation, et l'irrégularité de la respiration : phénomènes les plus caractéristiques chez lui de la souffrance du cerveau. Dans l'une et l'autre journées, il survient le soir un paroxisme fébrile, pendant lequel on observe le trouble des idées, l'assoupissement qui alterne avec l'agitation, et les grincemens de dents ; cette exacerbation se prolonge fort avant dans la nuit. Cependant les symptômes de la gastro-entérite ont diminué : la langue n'est presque plus rouge, il y a peu de soif, la pression de l'abdomen ne paraît éveiller aucune douleur, le pouls donne quatre-vingt-cinq pulsations, et la chaleur de la peau est naturelle, hors le temps des paroxismes ; la toux a beaucoup diminué par l'effet de l'application des emplâtres de poix de Bourgogne émétisés, qui ont déjà produit une forte inflammation. *On pose successivement pendant ces deux jours trois vésicatoires aux cuisses et au bras ; la glace ne cesse pas un instant d'être appliquée sur la tête ; on continue les lavemens purgatifs et les boissons gommées.*

Le 5, l'enfant est mieux, du moins sous le rapport des facultés intellectuelles, qui restent parfaitement libres. On remarque moins de grincemens de dents, moins d'agitation ; mais le malade est encore dans un état continuel de somnolence. *On pose un sixième vésicatoire au bras qui, comme les deux précédens, ne doit être appliqué que pendant douze heures, et pansé sans enlever l'épiderme. Du reste, même traitement.* Le soir, léger paroxisme qui a peu de durée. Nuit calme.

Le 6, l'état du malade étant assez satisfaisant, on ne change rien dans le traitement ; mais le 7, l'enfant étant encore resté une partie de la journée dans la somnolence, *je fais appliquer un septième vésicatoire à la nuque.*

Le 8, mieux sensible sous tous les rapports. L'enfant reste éveillé, manifeste le désir de manger, et n'accuse d'autres douleurs que celles qu'il éprouve aux jambes, où les sinapismes et les vésicatoires ont déterminé des plaies suppurantes assez étendues. Depuis, tous les symptômes sont rentrés assez promptement dans l'état naturel; les plaies seules des jambes ont retenu quelque temps l'enfant au lit.

La méningo-céphalite n'a été, chez le sujet de cette observation, caractérisée que par un petit nombre de symptômes cérébraux : le trouble des facultés intellectuelles, les grincemens de dents, l'assoupissement, l'agitation, les alternatives de rougeur et de pâleur de la face, l'irrégularité de la respiration, la dilatation des pupilles, tels sont les seuls phénomènes morbides qui ont annoncé la souffrance du cerveau; et il est à remarquer que la céphalalgie et les mouvemens convulsifs des yeux, qu'on observe presque constamment dans cette affection, n'ont pas eu lieu un seul instant. A quoi tient cette anomalie? serait-ce parce que l'inflammation n'aurait lésé que la convexité du cerveau; que la base de cet organe, voisin du siége des nerfs moteurs des muscles de l'œil, serait restée dans l'état

normal? Ce raisonnement s'accorderait assez
avec l'opinion de MM. Parent et Martinet, d'autant plus que le trouble des idées, qu'ils lient à
l'arachnoïdite de la convexité, s'est fait assez remarquer, plus même que je ne l'ai encore vu
chez un enfant de cet âge, quoiqu'il se dissipât
quand on fixait l'attention du malade ; mais alors
comment expliquer les grincemens de dents,
qui ont existé si long-temps, dus, comme on le
sait, aux contractions convulsives des tempo-
raux et des masséter : car ces muscles re-
çoivent leurs nerfs de la cinquième et de la septième paires implantées sur la protubérance cérébrale, très-près des troisième et quatrième paires
qui fournissent aux muscles qui meuvent le
globe de l'œil ; d'ailleurs, la non-existence d'inflammation de la base n'expliquerait pas non plus
le défaut de céphalalgie qui s'est fait remarquer
dans ce cas.

Au reste, comme on ne peut pas, dans l'état
actuel de la science, assigner aux lésions des différentes parties ou des organes dont l'encéphale
se compose, des phénomènes morbides qui leur
soient particuliers, c'est-à-dire qu'on n'observe
qu'avec elles ; on ne peut pas, par la même conséquence, d'après le défaut ou l'existence de tel
symptôme cérébral, annoncer l'absence ou l'existence de telle lésion, et il est même probable
qu'on ne le pourra jamais, du moins pour beau-

coup d'entre eux, parce que la lésion de l'un de ces organes doit nécessairement entraîner des changemens dans la vitalité des autres, d'où doit résulter une complication de symptômes qui rendra toujours difficile la connaissance du point de départ de la maladie.

Quoique l'inflammation de l'appareil cérébral ne me paraisse pas avoir été très-intense dans ce cas, elle a exigé des moyens puissans et long-temps continués pour être abattue, parce qu'elle était entretenue par la toux et une légère gastro-entérite. Je pense qu'abandonnée à elle-même, elle aurait propablement eu une longue durée, mais n'en serait pas moins parvenue à une ter-minaison fâcheuse.

TROISIÈME SECTION.

MÉNINGO-CÉPHALITE COMPLIQUÉE D'INFLAMMATION GASTRO-INTESTINALE.

TRENTE-TROISIÈME OBSERVATION.

Cinq ans : caractère irascible ; agitation et rêves effrayans
plusieurs nuits avant que la maladie ne se déclare ;
céphalalgie, yeux rouges, sensibles à la lumière, agitation extrême ; symptômes de gastro-entérite intense,
vomissemens provoqués par l'émétique, mais qui reviennent ensuite spontanément, mouvemens convulsifs
des muscles de l'œil et de la face, grincemens de dents,
trismus, assoupissement profond — Guérison.

Alphonse Leroy, âgé de quatre ans, habituellement bien portant, fort, irritable, commence à
éprouver, dans les premiers jours de janvier 1826,
de l'agitation pendant la nuit, et se réveille souvent à la suite de songes effrayans ; cependant
dans la journée on n'observe encore aucun dé-
rangement bien sensible de la santé ; mais le 12,
après une nuit fort agitée, il se plaint de douleurs de tête et cesse de manger. On lui donne
un grain d'émétique, qui provoque plusieurs vomissemens, après lesquels la céphalalgie s'accroît
beaucoup. La nuit est très-mauvaise.

Le 13, je suis appelé près du malade. Je lui trouve les yeux rouges, sensibles à la lumière, la face colorée ; il se plaint de douleurs de tête et de continuelles envies de vomir ; la langue est rouge, la soif vive, la peau chaude, surtout au ventre et à la tête, et le pouls très-accéléré. *Dix sangsues sur la région de l'estomac ; eau gommée édulcorée avec le sirop de groseilles ; demi-lavemens émolliens.* Le sang coule beaucoup. — Le soir, paroxisme ; alternative d'assoupissement et d'agitation pendant la nuit.

Le 14, l'enfant eut plusieurs vomissemens spontanés de cinq à six heures du matin ; à dix heures, je le trouve à demi assoupi ; j'observe plusieurs secousses convulsives de tout le corps ; la tête est chaude, douloureuse ; les yeux sont toujours injectés, sensibles au grand jour et les pupilles resserrées ; la langue est moins rouge, la peau moins chaude ; mais le ventre reste douloureux à la pression. *Huit sangsues sur le ventre, huit derrière les oreilles ; eau froide sur la tête ; pédiluve sinapisé.* Dans l'après-midi, l'enfant paraît mieux ; mais le soir, il survient un paroxisme, précédé de frissons, auquel succède une forte chaleur avec rougeur de la peau ; le pouls est fréquent ; les carotides battent avec violence ; les yeux sont agités de mouvemens convulsifs ; l'enfant grince les dents, crie, agite constamment la tête, vers laquelle on lui voit souvent diriger les mains. *On remplace les applications d'eau froide par celles de glace; on pose des sinapismes mitigés aux pieds, et l'on administre un lavement miellé.* L'agitation se continue jusqu'à onze heures de la nuit et l'assoupissement lui succède; les grincemens de dents se font toujours entendre, et jusqu'au matin, une joue reste rouge, tandis que l'autre est pâle.

Le 15 au matin, l'enfant est encore dans l'assoupissement; il en sort cependant par intervalle : alors il est agité et crie quand on lui parle; l'impression de la lumière paraît toujours lui être douloureuse; les pupilles restent contractées, et les conjonctives injectées; pendant l'assoupissement, les yeux sont sans cesse en proie à des mouvemens convulsifs, et les mâchoires fortement serrées. La peau est toujours très-chaude; la pression du ventre donne à la face l'expression de la souffrance; les selles sont rares; le pouls est accéléré, mais la respiration paraît naturelle : observée assez long-temps, je n'y remarque aucune irrégularité. *Huit sangsues derrière les oreilles; glace continuellement appliquée sur la tête; deux vésicatoires aux jambes; fomentation émolliente sur le ventre; trois demi-lavemens d'eau, contenant chacun deux cuillerées de mélasse; eau gommée édulcorée pour boisson.* Dans l'après-midi, même état. Le soir, paroxisme, mais moins violent que la veille. La nuit se passe presque entièrement dans l'assoupissement, pendant lequel on entend toujours de fréquens grincemens de dents, et l'on observe des mouvemens convulsifs des muscles de la face et de l'œil, que les paupières à demi-fermées laissent souvent entrevoir. Deux selles lâchées dans les draps.

Le 16 au matin, l'enfant paraît moins mal : il n'est pas aussi assoupi, ni aussi agité ; cependant il dit souffrir de la tête, sa face est également colorée, ses pupilles restent contractées; et les carotides battent toujours avec force; lors même qu'il est éveillé, on remarque de temps en temps des soubresauts de tout le corps. *On panse les vésicatoires des jambes pour les faire suppurer, et l'on en applique aussitôt deux autres aux cuisses. Continuation des autres moyens de traitement.* Dans l'après-midi, l'assoupissement est plus profond; mais il cesse encore dans la soirée, pendant laquelle le malade reste une heure et demie éveillé. Dans la nuit, il se réveille en sursaut, à la suite d'un rêve effrayant, et se trouve quelque temps sans connaissance.

Le 17 au matin, l'assoupissement est toujours le symptôme prédominant ; les mouvemens spasmodiques des muscles de l'œil et de la face se font encore observer, sans être cependant plus intenses ; la gastro-entérite ne paraît pas non plus avoir cédé : la soif est vive, la langue un peu rouge, le pouls accéléré, et la peau chaude ; cependant, le ventre paraît maintenant insensible à la pression, les selles n'ont lieu qu'à l'aide des lavemens, et la respiration s'exécute toujours avec régularité. *Vésicatoire à un bras; lavement avec la décoction de trois gros de séné et six gros de sulfate de soude. Du reste, même traitement.* Le soir, les symptômes cérébraux s'exaspèrent un peu ; la fièvre est plus vive, mais ce paroxisme ne dure que deux heures environ. La nuit est plus calme que les précédentes.

Les 18 et 19, on n'observe pas encore de changement bien sensible : l'assoupissement persiste sans s'aggraver ; on en retire assez facilement le malade, mais il y retombe bientôt ; plusieurs fois cependant il en sort naturellement, et reste quelque temps éveillé ; il est alors chagrin, irritable ; ses pupilles sont toujours contractées ; de temps en temps on remarque des mouvemens convulsifs des yeux et des muscles de la face ; on entend des grincemens de dents ; mais ces derniers symptômes sont moins prononcés que les jours précédens ; en somme, l'affection cérébrale paraît s'être un peu amendée, tandis que celle des voies digestives reste dans toute sa force : car la langue est toujours aussi rouge, et la fièvre assez vive. *Le 18, on applique un sixième vési-*

catoire au bras. Ce jour et le suivant, tous les autres moyens de traitement sont continués.

Le 20, le malade a assez bien passé la nuit ; il n'est que dans un état de somnolence ; les conjonctives ne sont plus injectées ; les pupilles sont moins resserrées, mais non dilatées ; les mouvemens convulsifs des yeux et les grincemens de dents n'ont plus lieu que de loin en loin ; cependant l'enfant reste toujours triste et par fois encore sa face se colore inégalement. Du reste, les symptômes gastriques annoncent toujours une assez vive irritation de la membrane muqueuse gastro-intestinale. Des six vésicatoires, ceux des jambes sont seulement en suppuration ; les autres ayant été pansés sans enlever l'épiderme. *On persiste dans l'application continuelle de la glace, dans l'administration des lavemens purgatifs et des boissons gommées.* Le paroxisme, qui, jusqu'à ce jour, n'avait pas manqué, ne se fait point remarquer. La nuit, l'enfant paraît dormir en se plaignant un peu.

Le 21, le 22 et le 23, les symptômes cérébraux disparaissent : seulement l'enfant reste triste, irritable ; l'appétit ne se prononce pas encore, quoique la fièvre soit beaucoup diminuée. A la soif qu'il éprouve, on peut juger que l'estomac et les intestins sont encore le foyer d'une assez forte irritation, mais c'est, avec l'anorexie, le seul symptôme qui l'indique : car la peau a repris sa chaleur naturelle, le pouls a diminué beaucoup de fréquence, et la langue est sans rougeur. *On cesse l'application de la glace; on remplace les lavemens purgatifs par ceux d'eau pure, et l'on continue la même boisson.*

Les jours suivans, la maladie s'amende encore, et finit par disparaître, mais lentement; ce ne fut que le 2 février que je cessai de voir le malade; il était alors en pleine convalescence.

La méningo-céphalite a évidemment présenté, dans ce cas, un haut degré de gravité; l'intensité et la persévérance des symptômes cérébraux, mais surtout de la céphalalgie, de l'agitation, de la sensibilité des yeux à la lumière, de la contractilité des pupilles, des mouvemens convulsifs et de l'assoupissement, ne laissent aucun doute à cet égard. Cependant, un de ses symptômes les plus constans a manqué : je veux parler de l'irrégularité de la respiration, que je n'ai pas observée un seul instant pendant le long cours de cette maladie, bien que j'y fisse beaucoup d'attention. Il est aussi à remarquer que les pupilles qui, ordinairement, se dilatent, même par fois dès l'apparition de la méningo-céphalite, sont constamment restées contractées. Ces variations dans les symptômes, dont il est très-difficile de saisir les causes précises, bien qu'on puisse croire qu'elles dépendent des différences de siége et de degré de l'irritation cérébrale, ne changent nullement la nature de la maladie.

A en juger par les prodromes, on peut croire que l'affection de l'appareil cérébral a été dans ce cas primitive, car plusieurs jours avant qu'elle se déclarât, et tandis que pendant le jour toutes les fonctions se faisaient encore régulièrement, le cerveau annonçait déjà sa souffrance par des rêves effrayans et de l'agitation. Cependant, l'inflammation gastro-intestinale ne tarda pas à débuter. Fortement exaspérée par l'emploi de l'émétique, elle me parut être l'affection principale, lui rapportant les symptômes cérébraux que j'observai, jusqu'à ce que ceux-ci se multipliant, s'aggravant, malgré les moyens mis en usage pour combattre la gastro-entérite, m'eussent indiqué d'une manière certaine que j'avais à faire à deux inflammations distinctes et indépendantes l'une de l'autre.

Si, en pareille circonstance, l'expérience ne m'avait pas déjà prouvé qu'en ménageant une maladie on laissait prendre à l'autre un essor insurmontable vers une terminaison funeste, j'aurais craint d'augmenter la gastro-entérite en irritant, comme je l'ai fait, la peau par de nombreux vésicatoires; mais la révulsion était mon plus puissant moyen de traitement contre l'affection de l'appareil cérébral, et je n'hésitai pas à la mettre en usage; mais, d'un autre côté, je cherchai à annuler les mauvais effets qu'elle aurait pu avoir sur l'inflammation gastro-intestinale par l'usage des boissons gommées et des applications de sangsues sur le ventre, que je n'ai peut-être pas cependant assez employées.

Le succès a justifié la bonté du traitement : l'inflammation cérébrale a cédé, quoique la gastro-entérite restât dans toute sa force, preuve encore qu'elle en était indépendante ; mais elle n'a cédé qu'avec peine, et bien plus lentement que chez les malades, sujets des observations précédentes, surtout de celles où la méningo-céphalite se trouve sans complication, parce que la phlegmasie gastro-intestinale l'alimentait en se réfléchissant sur elle. C'est aussi à cette dernière inflammation qu'il faut attribuer l'anorexie, l'état chagrin dans lequel l'enfant est resté quelque temps après la disparition de l'affection cérébrale : car, comme nous l'avons vu dans nos premières observations, lorsqu'elle n'existe pas, l'appétit se prononce aussitôt que la phlegmasie cérébrale disparaît, et en peu de jours les malades sont rendus à la santé.

TRENTE-QUATRIÈME OBSERVATION,

Deux ans et demi : symptômes d'une légère gastro-entérite ; emploi du calomel, après lequel l'inflammation
de l'appareil cérébral se déclare par des vomissemens,
la céphalalgie, l'agitation, les cris, une extrême irritabilité, l'assoupissement, les mouvemens convulsifs des
yeux, la dilatation des pupilles, des grincemens de dents
et l'irrégularité de la respiration. — Guérison.

Émélie Prince, âgée de deux ans et demi,
tombe malade le 2 janvier 1827. M. le docteur ** lui administre du proto-chlorurede mercure, qui suscite plusieurs selles et de fréquens
vomissemens, contre lesquels il emploie deux
sangsues sur la région de l'estomac. Cependant,
bientôt apparaissent de nombreux symptômes
d'une vive irritation du cerveau, et le 4, je suis
adjoint à M. ** pour donner des soins à la malade.
Voici dans quel état je la trouvai : Elle était
dans un assoupissement assez profond, agitant la
tête sur son oreiller ; une joue était rouge et
l'autre pâle ; les paupières soulevées, on voyait
le globe de l'œil agité de mouvemens convulsifs ;
les pupilles étaient dans l'état naturel ; très-fréquemment, l'enfant grinçait des dents ; sa respiration était lente, irrégulière, son pouls très
accéléré et sa peau chaude. Retirée de l'assoupissement, la malade paraît souffrir de la tête ;

elle est d'une irritabilité extrême, bien qu'elle soit d'un naturel très-doux ; les mouvemens paraissent lui être douloureux : elle jette des cris aigus quand on lui parle, ou dès qu'on veut la toucher : aussi me fut-il impossible cette fois de m'assurer, par la vue de la langue et la pression de l'abdomen, de l'état dans lequel était l'estomac et les intestins, dont l'accélération du pouls et la chaleur de la peau annonçaient cependant l'irritation. *Douze sangsues derrière les oreilles ; application continuelle de glace sur la tête ; cataplasmes sinapisés promenés sur les extrémités inférieures ; lavemens émolliens.* Pas de changement dans le reste de la journée. Nuit mauvaise.

Le 5, au matin, l'état d'Émélie est peu changé ; cependant le désordre des fonctions du système musculaire est un peu diminué : il y a moins d'agitation ; mais l'assoupissement est continuel, et la dilatation des pupilles se fait remarquer pour la première fois. *Deux vésicatoires aux jambes ; continuation des autres moyens de traitement.* Le soir, paroxisme qui se continue dans la nuit.

Le 6 au matin, la malade paraît encore à peu près dans le même état ; les pupilles sont plus dilatées que la veille ; les mouvemens irréguliers du globe de l'œil, les grincemens de dents, les alternatives de rougeur et de pâleur de la face continuent; la respiration est irrégulière, par fois suspirieuse; cependant l'enfant est un peu moins agitée, et sort plus facilement de l'assoupissement, mais elle est toujours fort irritable, et craint de se laisser toucher. *On panse les vésicatoires des jambes pour les faire suppurer, et l'on en applique deux autres aux cuisses; demi-lavemens purgatifs; du reste, même traitement.* La journée se passe assez bien; le nuit est calme.

Le 7, on observe une amélioration sensible : la malade resté plusieurs heures éveillée dans la matinée; néanmoins on remarque encore de temps en temps quelques mouvemens irréguliers du globe de l'œil, une inégale répartition de la coloration de la face, et la dilatation des pupilles. *Vésicatoire à un bras; continuation des autres moyens.*

Le 8, état tout-à-fait satisfaisant, l'appétit se prononce.

Le 12, la petite malade était en pleine convalescence.

Il existe deux symptômes qui me paraissent annoncer d'une manière assez certaine une grande souffrance du cerveau; et, lorsqu'ils sont réunis, fussent-ils les seuls, on ne doit pas craindre d'annoncer l'existence d'une méningo-céphalite : c'est cette agitation pendant laquelle le malade ne peut laisser un instant sa tête en repos, qu'il ne sait où poser, et qu'il roule le plus souvent sur son oreiller ; et cet esprit chagrin, cette crainte, cette irascibilité qu'on observe même chez les sujets du caractère le plus doux, qui le porte à voir de mauvais œil les personnes qu'il affectionnait le plus, à se fâcher, crier, se mettre en colère sans le moindre motif, et souvent dès qu'on lui parle, ou qu'il s'aperçoit qu'une personne qu'il ne connaît pas s'approche de lui. Or, ces phénomènes morbides, mais surtout le dernier, étaient très-prononcés chez le sujet de cette observation, dont l'inflammation cérébrale était encore caractérisée par d'autres symptômes.

TRENTE - CINQUIEME OBSERVATION.

Deux ans et demi : gastro-entéro-colite après, laquelle la méningo - céphalite se déclare par la céphalalgie, les vomissemens, de fréquentes convulsions, les cris, la contraction, la dilatation des pupilles, le mâchonnement, l'assoupissement et l'irrégularité de la respiration. — Guérison.

Joséphine Coutelier, âgée de deux ans et demi, assez bien portante, quoique maigre, avait déjà, depuis quelques jours, de l'inappétence et de la diarrhée, quand, le 27 juillet, elle se plaignit de douleurs de tête et éprouva des mouvemens convulsifs de tout le corps, mais de peu de durée. Pendant la nuit, elle fut fort agitée.

Le 28, la céphalalgie, l'inappétence persistent, et il survient plusieurs convulsions plus prolongées que la veille. Du reste, la journée se passe alternativement dans l'agitation et la somnolence.

Le 29, je vois la malade. Elle est assoupie ; la cornée est entraînée sous l'orbite ; la face est inégalement colorée, la respiration lente, profonde, plaintive, le pouls très-fréquent, et la langue, recouverte d'un enduit jaunâtre à sa base, est rouge à sa pointe ; la pression de l'épigastre fait sortir la malade de l'assoupissement par la douleur qu'elle détermine ; le bas-ventre est brûlant ; il y a eu quatre selles depuis la veille. *Six sangsues sur l'épigastre ; six derrière les oreilles ; fomentation émolliente sur le ventre ; demi-lavemens avec la décoction de graine de lin ; cataplasmes chauds aux pieds ; eau de gomme édulcorée pour boisson.* Le soir, la peau est moins chaude, la respiration naturelle, la langue moins rouge : tout enfin démontre une amélioration sensible du côté de l'estomac et des intestins ; mais on ne remarque aucun changement avantageux du côté du cerveau : l'assoupissement est même plus profond : il y a encore eu plusieurs légers accès convulsifs. Je prescris de nouveau *Huit sang-sues derrière les oreilles*. La nuit est mauvaise.

Le 30, l'assoupissement continue ; par fois, cependant, l'enfant sort de cet état : alors on lui voit très-fréquemment les yeux agités de mou-vemens convulsifs, et le plus souvent, la cornée entraînée sous l'orbite ; elle dirige fréquem-ment les mains vers le front, et mâchonne ; ses joues rougissent et se décolorent alternati-vement ; la respiration toujours lente, plaintive, est maintenant irrégulière, offrant d'assez longs repos ; le pouls est accéléré. *Prescrip. : cata-plasmes sinapisés aux pieds ; dix sangsues der-rière les oreilles. Du reste, même traitement.*

Malgré ces moyens, les symptômes s'aggravent. La nuit, l'enfant est fort mal.

Le 31, assoupissement plus profond ; la malade n'en sort dans la matinée que pour jeter des cris, que semble lui arracher la douleur de tête ; les yeux sont toujours convulsés : ce qu'on observe facilement par l'intervalle que laissent entre elles les paupières à demi fermées ; la constipation a succédé à la diarrhée.

Les symptômes d'inflammation gastro-intesti-nale, qui s'étaient calmés, ont repris presque toute leur intensité ; la langue est redevenue rouge, la peau chaude et le pouls plus accéléré. *Vé-sicatoires aux jambes ; continuation des autres moyens de traitement.* Le soir, paroxisme qui se continue toute la nuit.

Le 1ᵉʳ août, à sept heures du matin, je trouve la malade éveillée, les yeux abattus, et par fois encore agités de mouvemens déréglés ; une joue est très-rouge et l'autre décolorée. *Vésicatoires derrière les oreilles.* Après cinq quarts d'heure, l'enfant retombe dans l'assoupissement. Le soir, léger paroxisme. Nuit moins agitée que les précédentes.

Le 2, les symptômes cérébraux sont manifestement moins graves. Le 5 et le 6, ils s'amendent encore, mais le pouls reste fréquent, la peau chaude, et la langue conserve sa rougeur.

Les jours suivans, l'affection cérébrale disparaît complètement, mais l'inflammation gastro-intestinale ne se dissipe que très-lentement, et rend la convalescence longue et difficile.

Quoique je n'aie point vu cette malade au début de son affection, je pense fortement que l'inflammation de l'appareil cérébral a été consécutive à celle du canal intestinal, en considérant que c'est par celle-ci que la maladie a commencé. Au reste, que la méningo-céphalite ait été ou non la suite de la gastro-entérite, il est évident qu'elle en est devenue indépendante, puisqu'elle n'en a pas moins continué sa marche progressive, bien que la phlogose intestinale ait été considérablement affaiblie par le traitement dirigé contre elle, et qu'elle se soit dissipée, lorsque la gastro-entérite se soit réveillée. C'est même en cela surtout que l'observation que nous venons de rapporter me paraît offrir beaucoup d'intérêt, puisqu'elle démontre combien il importe de voir en pareil cas deux maladies distinctes, de les combattre séparément, sans s'embarrasser si l'une est consécutive de l'autre.

Nous n'offrons pas le traitement que nous avons mis en usage dans cette circonstance comme un exemple à suivre en pareil cas; car, par des motifs indépendans de notre volonté, nous n'avons employé que bien tard les révulsifs; mais en cela même, cette observation est encore remarquable, en ce qu'elle prouve mieux peut-être que toutes celles que nous avons vues, les avantages qu'on doit attendre de la révulsion : car jusqu'à ce qu'elle fût mise en action, l'affection cérébrale ne cessa de faire des progrès, tandis qu'elle baissa presque aussitôt après.

TRENTE-SIXIEME OBSERVATION.

Trois ans et demi : céphalalgie, gastro-entéro-colite qui cède
au bout d'un mois, après lequel la phlegmasie de l'appareil
cérébral se déclare : alors douleur de tête intense, somnolence, rêves effrayans, agitation, cris, assoupissement,
mouvemens convulsifs des yeux, resserrement et oscil-
ation des pupilles, grincemens des dents, trismus, déglutition difficile, contraction spasmodique des extrémités supérieures, respiration irrégulière, désordre des
idées, perte de connaissance, syncope, renversement de
la tête en arrière. Ces symptômes s'aggravent pendant
quatorze jours, après lesquels toutes les fonctions rentrent promptement dans l'état naturel.

Joséphine Watrelot, âgée de trois ans et demi,
d'une faible constitution, offrant un front large,
haut, et ayant déjà été atteinte d'une méningo-
céphalite (elle fait le sujet de la vingt-huitième
observation), commença à se plaindre, dans les
premiers jours d'avril 1829, de douleurs de
ventre qui, par intervalle, devenaient très-aiguës,
et étaient accompagnées de selles sanguino-
lentes. Bientôt l'appétit diminua, il survint de la
céphalalgie et un peu de fièvre, offrant, le soir,
un léger redoublement. Cependant, sous l'influence des boissons douces, de la diète, puis
des alimens légers, ces accidens se calmaient

beaucoup, quand, le 18 du même mois, il survint tout-à-coup, sans cause connue, une vive douleur de tête, à laquelle succédèrent de la somnolence et quelques mouvemens irréguliers du globe de l'œil.

Je vis pour la première fois la malade dans la matinée du 19. Elle était alors assez calme ; le pouls était peu fréquent, la langue sans rougeur, la soif modérée, le ventre indolent ; et n'observant d'autres symptômes cérébraux bien marqués qu'un peu de somnolence, je me contentai de prescrire des fomentations émollientes sur le ventre, des demi-lavemens de décoction de graines de lin, l'application de cataplasmes chauds aux pieds, d'eau froide sur la tête, et de l'eau gommée et édulcorée pour boisson. Cependant, le soir et la nuit, l'enfant est très-agitée : elle se réveille fréquemment en sursauts, en poussant des cris, et exprimant la crainte de tomber des bras de sa mère ; elle se plaint aussi davantage de la tête.

Le 20, la céphalalgie augmente ; on observe des mouvemens déréglés du globe de l'œil, quelques grincemens de dents et de l'assoupissement ; la malade en sort plusieurs fois en poussant des cris, et en témoignant une vive frayeur. *Huit sangsues derrière les oreilles ; glace sur la tête ; cataplasmes sinapisés sur les extrémités inférieures ; demi-lavemens miellés.* Le sang coule abondamment. Alternation d'assoupissement et d'agitation toute la journée et la nuit.

Le 21 au matin, je trouve l'enfant dans l'assoupissement ; retirée de cet état, elle ne paraît pas avoir connaissance ; elle crie, profère quelques paroles sans suite et roule sans cesse la tête sur l'oreiller ; les yeux sont fréquemment agités de mouvemens convulsifs, les pupilles contractées, oscillantes et les mâchoires serrées ; la respiration est irrégulière, tantôt lente, tantôt précipitée. Du reste, le pouls est peu fréquent (80 à 85 puls.), la peau peu chaude ; et la pression du ventre ne paraît exciter aucune douleur. *Deux vésicatoires aux jambes.* Le soir, paroxisme fébrile ; agitation ; propos incohérens ; raideur convulsive des extrémités supérieures ; fréquens grincemens de dents. Dans la nuit, *deux vésicatoires sont appliqués aux cuisses.*

Le 22, tous les symptômes de la veille persistent avec la même intensité : la tête est sensiblement plus chaude que toute autre partie du corps ; la fièvre est très-modérée le matin et dans l'après-midi ; mais elle augmente le soir. La nuit est très-agitée.

Le 23, pas de changement. Les mouvemens déréglés des yeux, le serrement tétanique des mâchoires, les grincemens de dents, les spasmes toniques des extrémités supérieures, annoncent toujours un grand désordre des fonctions du système musculaire ; l'enfant est encore sans connaissance, le plus souvent dans l'assoupissement et hors de cet état, agitée, et poussant des cris par intervalle. *On applique le matin un vésicatoire au bras, qu'on lève le soir une heure après en avoir posé un à l'autre bras ; continuation des autres moyens de traitement.*

Le 24, pas d'amélioration. L'assoupissement est plus profond ; hors de cet état, l'enfant est toujours sans connaissance, fort agitée, en proie aux mouvemens convulsifs des membres, des muscles de la face et de l'œil ; le serrement des mâchoires empêche l'introduction des boissons, dont la déglutition est très-difficile et provoque la toux ; la respiration est irrégulière ; on n'observe rien de nouveau du côté de l'abdomen : cette partie du corps n'est pas plus chaude que le reste, elle est souple, et sa pression ne détermine aucun sentiment de souffrance ; le pouls est d'une fréquence modérée, mais il s'accélère un peu le soir.

Le 25, étant obligé de m'absenter pendant plusieurs jours, je confiai cette enfant aux soins de M. Marbottin, qui la trouva dans la situation que je viens de décrire ; mais de plus, la tête était renversée en arrière. Il fit continuer le traitement, en y ajoutant *l'application de cataplasmes sinapisés aux pieds.*

Le 26, l'état de la malade empire encore :

elle est dans un extrême affaissement, les traits de la face sont profondément altérés, plusieurs syncopes paraissent annoncer le terme de son existence; cependant la tête reste renversée en arrière. Cette position, empêchant l'application d'un vésicatoire au cou, il est posé au bras, et l'on continue d'irriter les pieds par des sinapismes mitigés.

Jusqu'au 1er mai, la malade reste à peu près dans le même état : seulement il n'y a plus de syncope, et les traits sont moins altérés. On s'aperçoit d'une éruption de petits boutons pleins de pus sur la tête, et de plusieurs petites ulcérations à l'occiput, dont deux occupent toute l'épaisseur de la peau.

Le 1er mai, je revois la malade. Elle est presque constamment assoupie; mais quand elle se réveille, elle paraît avoir connaissance; on n'observe plus les contractions convulsives des extrémités supérieures, ni le serrement tétanique de la mâchoire; les grincemens de dents et les mouvemens déréglés des yeux sont moins fréquens; la déglutition est facile; le pouls n'est pas accéléré, et ne présente aucune irrégularité marquée; la respiration est un peu lente, mais régulière : en un mot, aux variations près de la coloration de la face, qui se font encore fréquemment remarquer, tous les symptômes ont perdu de leur intensité.

Des sept vésicatoires qui ont été posés, quatre sont en suppuration ; la glace n'a pas cessé un seul instant d'être appliquée sur la tête ; on a aussi constamment persévéré dans l'usage des demi-lavemens miellés, des fomentations sur le ventre, et de l'orangeade ou de l'eau gommée édulcorée pour boisson.

Le 2, il y a moins d'assoupissement ; les facultés intellectuelles sont assez libres, aussi l'enfant répond-elle assez juste aux questions qu'on lui adresse ; les mouvemens convulsifs des yeux et les grincemens de dents ne se font plus observer que de loin en loin ; on remarque encore cependant quelques alternations de coloration et de pâleur de la face, et le soir, un léger paroxisme fébrile. La nuit est très-satisfaisante.

Le 3, amélioration plus sensible encore : la malade reste éveillée une grande partie de la journée, et manifeste le désir de manger. *Petit-lait ; on fait sécher deux vésicatoires, et l'on cesse par intervalle l'application de la glace.*

Depuis ce jour, l'état de cette enfant est devenu de plus en plus satisfaisant, et le 5, au moment où j'écris, sa santé est presque complètement rétablie.

J'ai classé cette affection parmi les méningo-céphalites compliquées de gastro-entérite, plutôt parce que l'état de la malade, antérieur à l'apparition de l'inflammation du cerveau, indiquait que la phlegmasie gastro-intestinale, qui avait débuté un mois auparavant, n'était pas entièrement éteinte, que par les symptômes qu'on observait quand je fus appelé, vu qu'il n'en existait pas qui indiquassent d'une manière certaine une lésion bien grave des organes digestifs : aussi n'ai-je pas cru devoir employer des moyens très-actifs pour la combattre, les réservant tous contre l'affection de l'appareil cérébral, qui s'est élevée, comme on l'a vu, au plus haut degré de gravité.

Le peu d'effet produit par l'application des sangsues, bien que le sang coulât beaucoup et long-temps, me fit renoncer à recourir de nouveau aux évacuations sanguines, d'autant plus que l'enfant, d'une frêle constitution, était déjà affaibli par une maladie antécédente, et je recourus de suite à la révulsion, dont j'augmentai promptement l'énergie, mais en agissant exclusivement sur la peau, vu que le gros intestin pouvait être encore enflammé.

Cependant la maladie ne cessa de faire des progrès pendant treize à quatorze jours, et c'est au moment où tout espoir paraissait perdu, qu'on vit les symptômes s'amender, et les fonctions rentrer promptement dans l'état naturel ; or, c'était aussi le moment où la révulsion agissait le plus activement ; car des sept vésicatoires, quatre étaient en pleine suppuration, et l'irritation produite par les trois autres agissait encore ; de plus, celle déterminée aux pieds par les derniers sinapismes mitigés, était alors dans toute sa force. Ce fait, plus que tout autre, démontre avec quelle persévérance on doit insister dans l'emploi des révulsifs, et les bons effets qu'on peut alors en attendre.

TRENTE-SEPTIEME OBSERVATION.

Six ans et demi : symptômes de gastro-entérite, auxquels se joignent bientôt l'assoupissement, un profond état de stupeur, les grincemens de dents, le serrement tétanique des mâchoires, les convulsions du globe de l'œil, etc. — Guérison.

Catherine Dangréau, âgée de six ans et demi, pâle, maigre, jouissant d'ailleurs d'une bonne santé, ressentit, le 22 avril 1829, des lassitudes, de la fièvre, et perdit l'appétit. Cet état morbide se maintint le lendemain sans s'aggraver, mais le 24, la fièvre augmenta, et il survint des douleurs intestinales assez vives.

Le 25, comme j'étais absent, on fit appeler M. Marbottin, qui observa les symptômes de gastro-entérite énoncés ci-dessus, et de plus, de l'assoupissement. Il fit appliquer des *sang-*

sues sur le ventre et de l'eau froide sur la tête.

Le sang coula beaucoup ; néanmoins la fièvre persista, et la nuit fut fort agitée.

Le 26, l'assoupissement devient plus profond et plus prolongé. *Sangsues derrière les oreilles ; cataplasmes sinapisés aux pieds.* Point d'amendement. Le soir, *deux vésicatoires aux jambes.* Nuit mauvaise, réveils en sursauts, grincemens de dents, convulsion des muscles de l'œil, agitation continuelle de la tête.

Le 27, les symptômes cérébraux s'aggravent : on remarque de fréquentes variations dans la coloration de la face ; l'enfant jette de temps en temps des cris douloureux, ne répond plus aux questions qu'on lui fait, et cesse tout-à-fait de parler. *Glace sur la tête ; lavemens méilles.*

Le 28 et le 29, la malade reste dans le même état.

Le 30, je la vois pour la première fois. Elle est assoupie. Réveillée, sa physionomie exprime un état profond de stupeur ; tous ses sens sont en effet émoussés : je lui adresse la parole, elle me fixe sans répondre : bientôt ses yeux se referment lentement et la cornée est convulsivement entraînée sous la voûte de l'orbite. Les pupilles sont fortement dilatées ; la tête est très-chaude, le plus souvent en mouvement ; quelques grincemens de dents se font entendre ; les carotides battent avec force ; la respiration est régulière,

le pouls petit, très-fréquent, sans irrégularité
marquée, et la peau sèche, chaude, surtout sur
le ventre; la langue un peu rouge à sa pointe et
sur ses bords, est couverte dans le reste de son
étendue, d'un enduit jaunâtre; la soif est modérée; la pression du ventre fait prendre à la face
l'expression de la souffrance. *Deux vésicatoires
aux cuisses; continuation de l'application de la
glace sur la tête; fomentation émolliente sur le
ventre; demi-lavemens émolliens; eau de gomme
édulcorée, et orangeade pour boisson.* Vers le
soir, il survient, comme les jours précédens, un
paroxisme fébrile : alors les grincemens de dents,
les mouvemens déréglés du globe de l'œil deviennent plus fréquens, et les mâchoires restent
pendant long-temps fortement serrées. La nuit se
passe presque entièrement dans l'assoupissement.

Le 1er mai au matin, on observe encore tous
les symptômes cérébraux de la veille ; cependant
la malade reste plusieurs heures éveillée. *Deux
vésicatoires aux bras; du reste, même traitement.*

Jusqu'au 5, l'état de la malade offre peu de
changement : elle est, ou dans l'assoupissement,
ou dans la stupeur, poussant de temps en temps
des cris plaintifs, mais ne parlant jamais. Les
grincemens de dents, le serrement tétanique
des mâchoires, les mouvemens déréglés des
yeux, les alternations de rougeur et de pâleur de

la face se font toujours observer ; cependant ces phénomènes n'ont pas pris plus d'intensité ; la respiration est toujours régulière, le pouls fréquent, petit, régulier ; les symptômes de gastro-entérite persistent, mais sans s'aggraver.

Le 5, l'enfant reste une grande partie de la journée hors de l'assoupissement ; pour la première fois, depuis huit jours, elle parle, répond juste aux questions qu'on lui fait ; les traits de la face sont moins altérés ; cependant les mouvemens déréglés du globe de l'œil, les grincemens de dents se font remarquer encore, mais moins souvent que les jours précédens ; le pouls est moins fréquent, la langue moins rouge, la chaleur de la peau moins élevée, et le ventre est insensible à la pression.

Les jours suivans, les symptômes cérébraux disparaissent entièrement. Ceux de la gastro-entérite persistent encore un peu ; cependant l'enfant réclame des alimens. *On cesse l'application de la glace, l'on fait sécher les vésicatoires, et l'on donne de l'eau gommée lactée pour boisson.*

Le 10, la malade est dans un état tout-à-fait satisfaisant ; son appétit est très-prononcé ; néanmoins on n'accorde encore que du lait et de légers potages, parce que la peau conserve de la chaleur, et le pouls un peu trop d'accélération.

Le 20, la santé est parfaitement rétablie.

Quoique plusieurs des phénomènes morbides caractéristiques de la méningo-céphalite des enfans aient manqué chez le sujet de cette observation, il serait impossible de méconnaître l'existence de cette affection; en effet, l'assoupissement, l'agitation, l'état profond de stupeur, les mouvemens convulsifs du globe de l'œil, la chaleur plus élevée de la tête que de toute autre partie du corps, les grincemens de dents, le serrement tétanique des mâchoires, et surtout la persévérance de ces symptômes, l'établissent suffisamment; seulement, nous pensons que l'inflammation du cerveau et de ses annexes n'était pas dans un degré très-élevé: d'abord, parce que la plupart de ces phénomènes n'avaient pas eux-mêmes une grande intensité; ensuite, parce que plusieurs de ceux que cette phlegmasie détermine ne se sont pas fait remarquer. Quoi qu'il en soit, ce cas n'en était pas moins très-grave, à cause de la coïncidence de l'inflammation gastro-intestinale, sous l'influence de laquelle s'est développée la phlegmasie de l'appareil cérébral.

Le fait suivant, le plus grave de tous ceux que nous rapportons, dont la terminaison a été favorable, montrera jusqu'à quel point on peut compter sur le succès du traitement que nous employons.

TRENTE-HUITIEME OBSERVATION.

Douze ans : gastro-entérite à la suite de laquelle se déclare une violente céphalalgie, la sensibilité des yeux à la lumière, le délire, les cris, l'assoupissement, les convulsions des muscles de l'œil, le strabisme, le trismus, les grincemens de dents, l'irrégularité de la respiration, la difficulté de la déglutition, et un coma prolongé. — Guérison.

Louise Masson, fille d'un propriétaire de Walers, commune distante de deux lieues de Valenciennes, âgée de douze ans, jouissant habituellement d'une excellente santé, forte, d'un tempérament sanguin, s'expose, plusieurs jours de suite, dans le milieu du mois de mai 1826, à l'ardeur du soleil, et mange une grande quantité de fruits. Le 17, elle s'éveille le matin avec un grand mal de tête, et presque aussitôt elle a des vomissemens. Dans l'après-midi, elle éprouve de violens frissons, auxquels succède une forte chaleur. La nuit, elle est très-agitée, et délire.

Le 18, les vomissemens continuent et la céphalalgie augmente; la malade fuit la lumière, crie, s'agite, perd connaissance, délire, et reste toute la nuit dans l'assoupissement.

Le 19, je la vois pour la première fois à deux

heures après midi (elle avait jusqu'alors reçu les soins de M. Bruneau, chirurgien de l'endroit..). Voici l'état dans lequel je la trouve : elle est couchée en supination, la face est rouge, un peu gonflée ; les paupières sont à demi fermées, les yeux fixes, les conjonctives fortement injectées, et les pupilles contractées et oscillantes ; les mâchoires fortement serrées, empêchent l'introduction des boissons dans la bouche, et j'apprends qu'avant que ce symptôme ne se déclarât, la déglutition était déjà des plus difficiles. Les extrémités supérieures sont raides ; la respiration est extrêmement lente, offrant seulement de temps en temps quelques inspirations accélérées, et l'état comateux est si prononcé, qu'il me fut impossible d'en retirer la malade. Du reste, le pouls est assez fréquent, fort et régulier ; la chaleur, intense au ventre et à la tête, est modérée partout ailleurs ; je ne pus examiner la langue, mais la veille, d'après le rapport du chirurgien, elle était rouge et sale ; il n'y avait pas eu de selles depuis vingt-quatre heures. *Dix sangsues sur la région de l'estomac ; quinze derrière les oreilles ; sinapismes aux pieds pendant quatre heures, portés ensuite aux genoux et de là aux mollets ; à défaut de glace, application continuelle sur la tête d'une solution de chlorure de sodium, qui doit être fréquemment renouvelée ; deux demi-lavemens émolliens ; la*

*tête de la malade doit être tenue dans une po-
sition assez élevée.* Conformément au conseil
que j'avais donné, on n'arrêta pas le sang fourni
par les piqûres des sangsues ; il coula abondamment jusqu'au lendemain.

Le 20, ne pouvant aller voir la malade que
dans l'après-midi, on vint à six heures du matin
me rendre compte de son état. On me dit que,
jusque vers onze heures de la nuit, elle avait été
à peu près comme je l'avais vue : mais qu'alors
elle parut se réveiller, sans cependant reprendre
connaissance ; qu'elle avait poussé de grands cris;
que souvent elle avait porté les mains à la tête, et
s'était beaucoup agitée ; qu'elle était restée dans
cet état pendant près de trois heures : qu'après elle
était retombée dans l'assoupissement; que les yeux
roulaient sans cesse ; que les mâchoires n'étaient
plus aussi serrées, mais qu'on entendait de fréquens grincemens de dents ; que, d'après l'agitation de ses jambes, on pouvait juger qu'elle
avait fortement senti l'effet des sinapismes ;
qu'enfin on était parvenu à lui faire avaler quelques cuillerées de boisson. *Je prescrivis une
nouvelle application de dix sangsues derrière
les oreilles, et deux vésicatoires aux jambes.*

Dans l'après-midi, m'étant rendu près de la
malade, je la trouvai dans un assoupissement
encore profond, d'où je la retirai cependant;
mais elle était sans connaissance, et ne paraissait

même pas entendre ni voir ce qui se passait autour d'elle ; elle roulait sa tête sur l'oreiller, et dirigeait vers cette partie sa main tremblante. Les conjonctives étaient bien moins injectées, et les pupilles moins contractées que la veille, mais ces dernières étaient toujours oscillantes. Quand, en agitant la malade, on lui faisait ouvrir les yeux, un instant après ils se refermaient lentement, tantôt complètement, tantôt d'une manière incomplète ; la déglutition s'opérait, mais avec infiniment de peine, et souvent donnait lieu à la toux ; la langue était rouge à sa pointe et sur ses bords, couverte d'un enduit jaunâtre à sa base ; la respiration toujours lente, profonde, irrégulière et plaintive ; le pouls était moins fréquent que la veille, et conservait sa régularité ; la peau, quoique moins chaude, l'était encore beaucoup au ventre et à la tête ; il n'y avait pas eu de selles depuis deux jours. Le sang produit par les piqûres des sangsues appliquées la veille, coulait encore un peu. *Dix sangsues sur l'épigastre ; lavement avec une once de sulfate de soude ; nouvelle rubéfaction des pieds par des sinapismes mitigés ; continuation des réfrigérans sur la tête et des autres moyens de traitement.* La nuit est assez bonne.

Le 21, l'état de la malade est à peu près le même que la veille, cependant elle sort plusieurs fois de l'assoupissement, mais sans reprendre encore connaissance ; elle crie, délire ; ses yeux ne sont plus aussi fixes, mais ils sont agités sans cesse de mouvemens convulsifs ; plus de trismus, mais de temps en temps des grincemens de dents ; les boissons passent plus facilement. Tels sont les renseignemens qu'on me donna sur l'état de Louise, que je ne pus voir ce jour-là. *Deux vésicatoires aux cuisses ; trois demi-lavemens purgatifs ; du reste, même traitement.*

Le 22, au matin, je vois la malade. Elle est toujours dans l'assoupissement ; mais on l'en retire sans difficulté. Après la lui avoir demandée plusieurs fois, elle me montre la langue, qui sort peu et en tremblant de la bouche ; cependant elle ne répond pas aux questions que je lui adresse, et est encore sans connaissance ; la respiration est plus fréquente et moins irrégulière ; les pupilles sont maintenant dilatées, mais très-sensibles ; les lavemens ont provoqué plusieurs selles. *Deux vésicatoires aux bras ; trois demi-lavemens purgatifs ; continuation des autres moyens de traitement.* Dans le reste de la journée, Louise est dans un état de somnolence, rêvasse, jette de temps en temps des cris plaintifs ; mais la déglutition devient de plus en plus facile ; elle lâche deux selles dans le lit.

Le 23 et le 24, je ne peux voir la malade. D'après ce qu'on m'en dit, le mieux se prononce : elle répond par fois juste aux questions qu'on lui fait, mais n'a pas encore parfaitement repris connaissance ; elle rêvasse toujours un peu , surtout la nuit , et on observe encore quelques grincemens de dents ; cependant ces symptômes s'éloignent de plus en plus et le ventre continue à être libre. Les pieds , les jambes et les cuisses sont en suppuration. *Pansement des plaies avec le beurre frais; eau gommée édulcorée pour boisson; du reste, même traitement.*

Le 25, je vais voir la malade , dont l'état est sensiblement amélioré. Elle est tranquille, répond bien aux questions que je lui adresse , et n'accuse d'autres douleurs que celles déterminées par les plaies des vésicatoires ; cependant ses pupilles restent toujours dilatées , et elle ne reconnaît encore qu'imparfaitement les personnes qui l'entourent. *Petit-lait; même traitement.*

Depuis je n'ai plus revu cette jeune fille ; mais on vint fréquemment me rendre compte de son état qui devint de plus en plus satisfaisant. Ce n'est cependant que le douzième jour de sa maladie que le trouble des facultés intellectuelles cessa complètement. La convalescence fut aussi un peu longue, ayant été entravée par quelques écarts de régime.

Voici un cas des plus graves de méningo-céphalite, et une guérison presque inattendue : car je l'avouerai, je n'osai pas l'espérer la première fois que je vis la malade, en observant cet état profond de coma, et tant d'autres symptômes qui m'annonçaient d'une manière si évidente l'atteinte profonde portée à la vitalité du cerveau. Cependant, malgré le fâcheux jugement que je portai sur l'issue de cette maladie, je n'en déployai pas moins contre elle toute l'énergie du traitement, en attaquant séparément l'inflammation gastro-intestinale, et celle du cerveau et des méninges ; et quand le lendemain on vint m'annoncer que, sans aller beaucoup mieux, la malade n'était point morte, je passai de la crainte de la perdre à l'espoir de la sauver, surtout en mettant en usage une puissante révulsion.

Maintenant, si on veut bien apprécier toute l'efficacité du traitement, qu'on relise l'histoire de la maladie de la fille Ribolet, décrite dans la treizième observation, qui offre la plus frappante analogie avec celle que nous venons de rapporter, et l'on verra mieux quel sort attendait notre malade, si son affection eût été traitée de la même manière ; on se convaincra mieux aussi de ce que nous avons dit, en parlant du prognostic, que le résultat funeste ou favorable de la méningo-céphalite, dépend le plus souvent de la manière dont elle est combattue.

Le délire intense qui s'est déclaré dès le début de la maladie, et l'état comateux qui lui a

succédé, ont donné à cette affection une physionomie différente de celle qu'on observe dans
nos précédentes observations, où le trouble des
facultés intellectuelles manque, ou est si peu prononcée, qu'il fixe à peine l'attention, et où l'assoupissement moins profond, et cessant par intervalle, laisse plus ou moins aux sens la liberté
de leurs fonctions; aussi, peut-être, malgré tout
ce que nous avons vu, tout ce que nous avons
dit, quelques médecins verront-ils encore dans
nos précédentes observations, ou des hydrocéphales aiguës, ou de simples méningites de la
base, tandis qu'ils trouveront dans cette dernière une fièvre ataxique ou une arachnoïdite de
la convexité. Pour nous, nous sommes convaincus que toutes ces affections étaient essentiellement de même nature; qu'il n'y avait entre
elles d'autres dissemblances que celles que déterminait la différence d'âge et du degré de l'inflammation de l'appareil cérébral.

Les partisans de la fièvre ataxique trouveraient
dans l'observation suivante un cas plus favorable
à leur opinion, si les faits et le raisonnement
n'en avaient fait justice.

TRENTE-NEUVIEME OBSERVATION.

Treize ans : symptômes d'irritation ancienne de l'estomac.
Début assez lent de la méningo-céphalite par la céphalalgie, l'agitation et le trouble des idées, après lesquels
surviennent la sensibilité des yeux à la lumière, les
mouvemens convulsifs des muscles de l'œil et de tout
le corps, le trismus, les-soubresauts des tendons, l'irrégularité de la respiration, la dilatation des pupilles, etc.
— Guérison.

Jules Souillart, âgé de treize ans, maigre,
pâle, nerveux, adonné à l'étude, se plaignait
depuis long-temps de douleur du ventre et de la
tête, et avait un appétit fort inégal, mangeant
tantôt beaucoup, tantôt très-peu. Le 28 août
1828, il se sentit plus indisposé que de coutume :
cependant il fit une longue promenade, qui le
fatigua extrêmement. Revenu chez lui, il se mit
au lit, se plaignant surtout de la tête ; et la nuit,
il rêvassa constamment.

Le 22, le malade parut agité : il n'accusait cependant aucune douleur, répétait même sans
cesse qu'il n'était pas malade, et disait avoir faim ;
on lui donna un potage au lait. La nuit, il eut beaucoup de délire.

Le 23, le jeune Souillart parut dans le même
état que la veille, parlant beaucoup, répétant

toujours qu'il n'était pas malade, ou qu'il allait mieux, et manifestant le désir de manger. On lui donna encore un peu d'alimens, et la nuit, il éprouva, comme dans les précédentes, beaucoup d'agitation et de trouble dans les idées.

Le 24, dans l'après-midi, je fus adjoint à M. le docteur Delaunay, qui jusqu'alors avait vu seul le malade. Voici l'état dans lequel je le trouvai : la peau était décolorée et très-chaude, surtout au ventre et à la tête, la langue rouge à sa pointe et sur ses bords, le pouls assez fréquent et développé, la pression de l'abdomen n'éveillait aucune douleur. Les yeux étaient sensibles à la lumière, mais n'offraient rien autre de particulier ; le malade répondait toujours juste aux questions qu'on lui faisait, continuant d'assurer qu'il était beaucoup mieux, et qu'il avait faim. *Eau gommée édulcorée avec le sirop de groseilles ; demi-lavemens émolliens ; diète.* J'annonçai que cet enfant allait être affecté d'une maladie grave du cerveau.

Dans la matinée du 25, l'état du malade empire : il survient beaucoup de désordre dans les idées ; cependant il répond juste aux questions qu'on lui fait, mais il parle très-haut, et ses lèvres sont manifestement agitées de mouvemens convulsifs ; on remarque aussi très-fréquemment un tressaillement de tout le corps ; la respiration est sensiblement irrégulière, le pouls fréquent, élevé, la peau très-chaude, la langue plus rouge que la veille, et les soubre-sauts des tendons sont continuels. *Douze sang-sues derrière les oreilles; douze sangsues sur le ventre; application de glace sur la tête; cataplasmes sinapisés aux pieds; demi-lave-mens émolliens; eau gommée et édulcorée pour boisson.* Pendant l'application des sangsues, le malade s'agite beaucoup; mais après, il est plus calme, et dans un état de somnolence; la langue est dérougie, les idées sont plus précises, les soubresauts des tendons et les tremblemens du corps se font moins observer; la nuit est meilleure que les précédentes.

Mais le 26, à sept heures du matin, le désordre des facultés intellectuelles reparaît, le tremble-ment convulsif du corps et les soubresauts des tendons sont des plus fréquens, et la langue a repris sa rougeur. *Douze sangsues sur le ventre, huit derrière les oreilles; sinapismes mitigés promenés sur les extrémités inférieures; du reste, même traitement.* Pendant l'application des sangsues, le malade éprouve de violens fris-sons; cependant il dit n'avoir pas froid; il est à demi assoupi, lâche une selle qui présente un peu de mucosité sanguinolente; le pouls devient petit, et ne donne que cinquante-cinq pulsations par minute. Cependant, dans l'après-midi, il se relève, on observe moins de soubresauts des tendons et d'agitation convulsive ; mais l'état de somnolence persiste, et le soir, la figure devient tout-à-coup d'une extrême pâleur, les yeux sont agités de mouvemens désordonnés, et tout le corps se raidit ; cependant ces symptômes ne tardent pas à se calmer. A huit heures, le malade est éveillé, sa langue est nette, sans rougeur ; les sens et l'entendement ne s'éloignent pas de l'état naturel ; on n'observe plus de soubresauts des tendons, ni d'agitation du corps, et la nuit se passe sans accident.

Dans la matinée du 27, cet état d'amélioration apparente se maintient ; le pouls est régulier, peu fréquent, les facultés intellectuelles sont libres, l'enfant n'accuse d'autres douleurs que celles des jambes, que les sinapismes ont assez vivement irritées ; cependant il dit que l'impression de la lumière lui est sensible, et ses pupilles sont resserrées, oscillantes. Dans l'après-midi, il est assoupi, et le soir, il éprouve un assez fort paroxisme, caractérisé par la fréquence du pouls, une forte coloration, mais inégalement répartie de la face, un assoupissement plus profond, pendant lequel il mâchonne, et roule sans cesse les yeux dans les orbites. Dans la nuit, la fièvre diminue, mais les symptômes cérébraux persistent, et prennent même plus de force : si le malade sort de l'assoupissement, il ne tarde pas à y retomber, et à chaque instant on remarque des secousses convulsives de tout le corps. A dix heures de la nuit, *dix sangsues lui sont appliquées derrière les oreilles.*

Le 28, à six heures du matin, je le trouve dans l'assoupissement. Retiré de cet état, il répond juste aux questions qu'on lui adresse; mais on observe toujours des soubresauts des tendons, des secousses convulsives de tout le corps, et les pupilles se trouvent maintenant manifestement dilatées. *Deux vésicatoires aux jambes; continuation de l'application de la glace sur la tête et des autres moyens de traitement.* A deux heures, paroxisme : assoupissement, mâchonnement, face inégalement colorée, mouvemens irréguliers des yeux, et fréquentes secousses convulsives du corps. Vers le soir, le malade sort de l'assoupissement. A neuf heures, *on panse les vésicatoires des jambes, et l'on en pose un à une cuisse.* La nuit est assez calme.

Le 29, dans la matinée, le malade, quoique dans un état de somnolence, est assez bien; mais vers deux heures de l'après-midi, l'assoupissement augmente, les secousses convulsives du corps se font plus souvent remarquer, la respiration est toujours fort irrégulière, et les pupilles assez fortement dilatées. Cet état qui paraît se calmer un peu vers le soir, s'aggrave ensuite dans la nuit. A trois heures du matin, je suis appelé près du malade que je trouve plus

assoupi que jamais ; on observe continuellement
des mouvemens convulsifs, tantôt étendus à tout
le corps, tantôt bornés à un membre ; les paupières à demi fermées, laissent voir le globe de
l'œil qui roule en tous sens dans l'orbite ; les
grincemens de dents se font entendre, les mâchoires sont fortement serrées, et le trismus se
maintient, même lorsqu'on a retiré l'enfant de
l'assoupissement ; ses membres sont contractés,
les muscles de la face sont agités de mouvemens
convulsifs, une des joues est fortement colorée,
tandis que l'autre est pâle, le pouls est fréquent
et la respiration irrégulière, accélérée et lente,
d'un instant à l'autre ; les symptômes d'inflammation gastro-intestinale ont disparu : la langue
est sans rougeur, la peau modérément chaude, et
le ventre tout-à-fait insensible à la pression.
*Vésicatoire à une cuisse ; deux lavemens avec
la mélasse dans l'eau.*

Le 30, au matin, même état. *Trois demi-
lavemens avec deux cuillerées de mélasse dans
l'eau ; du reste, même traitement.* Dans l'après-
midi, *on applique un vésicatoire à un bras.*
Le soir, léger paroxisme, délire, mouvemens
convulsifs des muscles des yeux et de la face ;
dans la nuit, les symptômes se calment ; à mi-
nuit, *on lève le dernier vésicatoire, et l'on en
pose un autre à l'autre bras.* Le reste de la nuit
se passe assez bien.

Le 31, à six heures du matin, les joues sont inégalement colorées, mais le malade est tranquille, ses facultés intellectuelles sont seulement obtuses, la respiration est plus régulière et le pouls moins fréquent. A dix heures, paroxisme qui se calme promptement ; le reste de la journée et la nuit s'écoulent sans accident.

Le 1er septembre, toute la journée se passe très-bien, on observe peu de symptômes cérébraux : seulement les pupilles restent dilatées ; mais la nuit, il survient encore un peu de désordre dans les idées, de l'agitation, des mouvemens convulsifs des muscles de l'œil et des alternations de rougeur et de pâleur de la face.

Le 2, dans la matinée, le malade reste éveillé plusieurs heures ; il tombe ensuite dans la somnolence pendant le reste de la journée. La nuit est très-bonne.

Le 3, et les jours suivans, les symptômes cérébraux disparaissent tout-à-fait et l'appétit se prononce. On commence à donner quelques boissons nourrissantes, on cesse de temps en temps l'application de la glace, et l'on fait graduellement sécher quatre vésicatoires qui étaient en suppuration.

Ce fait offre en apparence une différence assez grande avec tous ceux que nous avons présentés, et surtout avec le précédent. Le défaut d'assoupissement profond, car il était toujours facile d'en retirer le malade, le peu de fixité de la plupart des phénomènes morbides , l'irrégularité avec laquelle s'opéraient les principales fonctions, et les fréquentes alternations de rémission et de retour des accidens, lui ont donné tout-à-fait l'aspect de la fièvre ataxique des auteurs ; aussi, suis-je persuadé qu'elle sera considérée comme telle par ceux qui admettent encore l'existence de cette affection; tandis que d'autres ne verront en elle qu'un ensemble de symptômes cérébraux, déterminés sympathiquement par l'inflammation gastro-intestinale , sans lésion idiopathique du cerveau. Pour nous, nous ne voyons encore dans ce fait qu'une méningo-céphalite, qui ne diffère de celles rapportées dans nos précédentes observations, que par l'effet de l'âge, du tempérament du sujet, du degré de l'inflammation de l'appareil cérébral, et peut-être aussi des parties du cerveau qui ont été intéressées : toutes circonstances qui n'en changent pas la nature.

A cause de l'âge et du grand développement des facultés intellectuelles du malade, il y a eu chez lui un délire assez intense et prolongé, ce qu'on n'observe pas chez les sujets beaucoup plus jeunes. L'âge, ainsi que le degré moindre de l'inflammation, ont rendu l'assoupissement moins profond, car il est d'observation que ce symptôme, à intensité égale de la phlegmasie de l'appareil cérébral, est d'autant plus prononcé, que les enfans s'éloignent moins de l'époque de la naissance; et le tempérament éminemment nerveux du sujet rend raison du désordre continuel, du système musculaire de la vie de relation, caractérisé par les soubresauts des tendons et les secousses convulsives du corps. Quant à cette alternation de disparition et de retour des symptômes cérébraux, il serait sans doute fort difficile d'en saisir la cause, mais elle ne peut nullement servir de prétexte pour voir dans la maladie du jeune Souillart un cas différent de ceux qui précèdent, puisqu'elle s'observe également dans le plus grand nombre des faits. D'ailleurs, il n'y a jamais eu une absence complète de symptômes cérébraux : les yeux restèrent toujours sensibles à la lumière, les pupilles ne furent jamais dans l'état naturel, contractées d'abord, elles se dilatèrent ensuite, l'agitation convulsive du système musculaire extérieur, annoncée par les soubresauts des tendons, et les brusques secousses de tout le corps a été presque constante; or, en considérant la fixité de ces symptômes, la courte rémission des autres, qui annonçaient également la souffrance du cerveau, et surtout la longue durée de la maladie, on ne peut guère douter que l'irritation de cet organe n'en ait déterminé l'inflammation.

Et ce qui prouve que les symptômes cérébraux n'étaient pas dans ce cas uniquement dépendans de la phlegmasie gastro-intestinale, c'est qu'ils ont persévéré quand celle-ci ne donnait plus d'indices de son existence ; aussi avons-nous pensé que nous ne devions pas nous borner à combattre la gastro-entérite, mais qu'il fallait encore, avec non moins de force, attaquer l'inflammation de l'appareil cérébral qui, comme on l'a vu, ne s'est dissipée qu'avec peine, non parce qu'elle était très-aiguë, mais parce qu'elle existait depuis long-temps, ce que me paraît démontrer la céphalalgie dont le malade se plaignait depuis plusieurs mois. En effet il faut observer qu'une inflammation légère, mais ancienne, résiste bien plus au traitement, quelque convenable qu'il soit, qu'une phlegmasie aiguë, mais récente, qui n'a point encore eu le temps de désorganiser les tissus.

Tels sont les faits que nous présentons à l'appui du traitement que nous préconisons. Nous pourrions aussi citer, en preuve de son efficacité, un assez grand nombre de cas où la maladie a été arrêtée dès son début, si ces faits incomplets ne laissaient pas toujours des doutes sur leur véritable caractère ; mais je pense que, par leur nombre et la gravité des affections qu'elles décrivent, nos observations paraîtront assez concluantes en faveur de notre méthode

23.

curative , d'autant plus que, comme nous l'avons déjà affirmé, nous n'avons à lui opposer aucun cas d'une terminaison funeste , depuis trois ans que nous la mettons en usage. Deux fois, il est vrai, j'ai été appelé en consultation pour des enfans qui ont succombé à la méningo-céphalite ; mais comme leur maladie était très-avancée, et que je ne l'ai pas suivie, ces faits ne peuvent m'être opposés.

Si l'on considère bien quelle est la cause prochaine, de cette affection quand l'expérience se tairait sur l'efficacité du traitement que nous employons, le raisonnement le démontrerait. En effet, par des saignées capillaires faites près du siége de la maladie, et des réfrigérans continuellement appliqués sur la tête, dès l'apparition des symptômes cérébraux, si nous ne l'arrêtons pas de suite, parce que le sang est déjà fortement uni à la trame des tissus, nous dissipons au moins les congestions qui l'entretiennent, et nous en prévenons de nouvelles ; et à ces moyens, joignant la précaution d'éloigner les causes qui pourraient, par la voie des sens, aller exciter le cerveau, nous mettons son inflammation dans les conditions les plus favorables pour être révulsée. Aussitôt donc, nous irritons les parties les plus éloignées de l'organe enflammé , d'abord, par des pédiluves, des cataplasmes sinapisés, des sinapismes, parce qu'ils peuvent mieux que tout autre, à cause de la promptitude de leur action, déplacer l'irritation de l'appareil cérébral, si elle n'est pas encore bien établie; ensuite, quand elle est fixée, par des vésicatoires qui se succèdent sans interruption; et nous ajoutons encore, par des lavemens purgatifs, a la puissance révulsive de la peau irritée, celle de l'irritation sécrétoire de la membrane muqueuse du gros intestin, qui n'a point, comme celle de l'intestin grêle et de l'estomac, l'inconvénient de se réfléchir sur le centre commun des sensations. Mais en même temps nous apportons tous nos soins à rechercher s'il existe des complications, et à prévenir les effets qu'elles pourraient avoir sur le cerveau. Nous nous empressons surtout de combattre par des saignées locales la gastro-entérite, qui coïncide si fréquemment avec la méningo-céphalite, et qui a sur cette dernière une si fâcheuse influence; ou nous la prévenons quand elle n'existe pas, en ne mettant en contact avec la membrane muqueuse de l'estomac et de l'intestin grêle que des liquides doux, nous abstenant constamment des agens médicamenteux et autres qui peuvent l'irriter.

Si l'on examine bien maintenant le traitement que nous recommandons, on acquerra la preuve que, s'il se compose de moyens depuis long-temps employés, il se distingue dans son ensemble de ceux conseillés jusqu'à ce jour, qui diffèrent tous essentiellement du nôtre, soit parce qu'en préco-

nisant la révulsion, ils négligent les saignées capillaires, et ne ménagent pas assez l'estomac et
l'intestin grêle, avec lesquels ils ne craignent pas
de mettre en contact des substances irritantes;
soit parce que, craignant trop au contraire d'irriter cette membrane, ils rejettent les irritans cu-
tanés, ou ne les conseillent que dans une période
trop avancée de la maladie ; soit parce qu'ils dé-
sapprouvent les réfrigérans sur la tête, ou n'en
permettent pas l'application continuelle ; soit
parce que le traitement des complications y est
négligé ; soit parce que tous, avec des moyens
utiles, en préconisent une foule d'autres insigni-
fians ou nuisibles ; soit enfin, parce qu'aucun ne
recommande d'apporter à la fois cette promptitude, cette énergie, cette persévérance dans
l'emploi des moyens convenables qui seules peuvent en assurer le succès.

TRAITEMENT PRÉSERVATIF.

Quelque chance de succès qu'offre le traitement que nous employons contre la méningo-céphalite des enfans, le médecin ne peut trop s'attacher à les soustraire à l'influence des causes qui la déterminent ; car par fois cette inflammation prend un caractère si aigu qu'on a à peine le temps de la combattre, ou elle présente une marche si insidieuse, qu'elle devient mortelle avant qu'on ait pu la reconnaître.

C'est surtout dans les familles où elle a déjà fait des victimes, chez les enfans vifs, irritables, chez ceux dont les facultés intellectuelles sont très-développées, et qui ont la tête volumineuse, chez qui de légères irritations des membranes muqueuses des voies respiratoires et digestives suscitent des symptômes cérébraux, qu'il faut apporter une attention particulière pour empêcher le développement de cette fâcheuse maladie.

La nature de cette affection étant bien connue, deux indications se présentent pour la prévenir : d'abord il faut rendre le cerveau moins irritable, quand il l'est trop ; ensuite éloigner les causes qui peuvent l'irriter.

C'est un fait incontestable que la somme de

vitalité donnée à l'homme est assez rarement
répartie entre ses organes, de manière à tenir
entre eux un juste équilibre; presque toujours
elle prédomine dans un ou plusieurs, qui se trouvent alors plus disposés que tout autre aux maladies, qu'ils contracteront d'autant plus facilement que leur organisation s'y prêtera davantage :
car, comme cette organisation varie dans chaque
partie animée, elles n'ont pas toutes la même
aptitude à se laisser impressionner par les modi-
ficateurs de l'économie.

Cette différence dans la résistance que les organes peuvent opposer aux influences morbifi-
ques, offre au médecin de puissans moyens de
combattre leurs affections, et surtout de les prévenir, lorsqu'ils en sont menacés : et cela en diminuant l'action organique de la partie malade,
ou disposée à l'être, en même temps qu'il active
fortement celle des organes qui peuvent être
long-temps excités sans compromettre la santé.
Par ce moyen, il déplace au profit de ceux-ci
l'excitation portée en excès sur les organes souffrans : car elle n'augmente jamais dans une partie,
sans diminuer dans une autre.

Au nombre des organes qu'on peut ainsi faire
servir au rétablissement de l'équilibre, en appe-
lant sur eux la vitalité portée en excès sur d'autres
parties, il faut surtout compter les muscles de
la vie de relation. Formant par leur ensemble une

masse plus considérable que le reste de tout le corps, recevant à eux seuls la plus grande partie des nerfs et des vaisseaux sanguins, les muscles soumis à la volonté ne peuvent être long-temps en action, sans que l'excitation qui en résulte, excitation considérable par son étendue, ne diminue plus au moins dans la plupart des organes intérieurs, sur un ou plusieurs desquels elle se trouve si souvent en excès. Dès-lors, on conçoit comment s'opèrent les bons effets de l'exercice musculaire, considéré, soit comme moyen prophylactique, soit comme moyen de traitement, dans un grand nombre de maladies.

Cependant, tous les organes n'éprouvent pas également l'influence salutaire de l'exercice. Le jeu des muscles, trop long-temps soutenu, accélérant le retour du sang veineux vers le cœur, active trop l'action de cet organe, le dispose à l'hypertrophie et aux dilatations anévrysmales. Mais ce viscère est peut-être le seul qui ait à craindre l'action musculaire : car elle est pour les poumons, l'estomac, les intestins et le cerveau, qui deviennent, pour la plupart des hommes, le foyer de maladies mortelles ; elle est, dis-je, le moyen le plus puissant, sinon pour toujours les prévenir, du moins pour en différer le développement.

Je pense, en effet, que ces phlegmasies tuberculeuses des poumons, qui enlèvent un sixième

de notre population, qu'on observe plus particulièrement chez les sujets sans force musculaire, seraient bien plus efficacement combattues par les
exercices gymnastiques, secondés du séjour dans
les climats chauds, que par ces exutoires, qu'on
ne cesse de préconiser, bien que l'observation
en démontre chaque jour l'impuissance.

Je suis aussi depuis long-temps persuadé que
ces névropathies de l'estomac, ces gastro-entérites chroniques, qui font à la fois le tourment du
malade et du médecin, qu'on remarque plus particulièrement chez les individus sédentaires, qui
ont stimulé pendant long-temps les organes digestifs par la bonne chère, l'usage abusif des
liqueurs fermentées, ou par les peines morales,
qui ont une influence si fâcheuse sur l'estomac,
je suis, dis-je, persuadé que ces affections cèdent
bien plus facilement à un exercice soutenu, tel
que celui qui résulte des voyages, qui offrent
plus l'avantage de charmer l'esprit par la vue
d'objets agréables, que par un traitement qui
paraîtrait plus rationnel, je veux dire la diète et
l'usage des saignées : c'est ce que l'expérience m'a
prouvé depuis long-temps. N'est-ce pas aussi ce
que démontre la vie des hommes adonnés aux
travaux corporels, dont les organes digestifs supportent chaque jour sans inconvénient l'usage
des boissons alcooliques et des alimens très-stimu-
lans, parce que l'irritation qui en résulte est ré-

vulsée par l'excitation dans laquelle se trouve continuellement le système musculaire ?

Quels moyens prophylactiques pourraient offrir plus d'avantages que l'exercice, contre les irritations hémorrhagiques du cerveau et les phlegmasies chroniques de cet organe, causes de tant de désordres dans les fonctions sensoriales et intellectuelles ? Quel moyen pourrait mieux contrebalancer cette prédominence du système nerveux, si fréquente chez les femmes et les hommes élevés dans la mollesse, qui passent dans la souffrance les plus belles années de la vie ?

Qu'on ne s'étonne donc pas si la plupart des peuples anciens, plus jaloux de fortifier par la gymnastique le corps des enfans, que de développer leur esprit par l'étude, ont été moins que nous sujets aux maladies ; si les peuplades sauvages, presque continuellement en exercice ; si les habitans des campagnes, livrés aux rudes travaux des champs, jouissent d'une meilleure santé que la nôtre, puisque, chez eux, l'action musculaire maintient l'équilibre entre l'excitation des organes extérieurs, et ceux situés profondément, sur lesquels elle se concentre chez nous, par l'effet du repos, des travaux intellectuels, des affections tristes de l'âme, et de l'orage des passions, tristes fruits du haut degré de civilisation où nous sommes parvenus.

Si l'exercice est nécessaire dans tous les âges,

à plus forte raison l'est-il dans l'enfance, époque de la vie où le cerveau jouit d'un excès de vitalité qui le dispose aux maladies. Aussi, tous les auteurs qui se sont occupés de l'éducation des enfans l'ont-ils recommandé, quoiqu'ils comprissent souvent fort mal la cause de ses heureux effets sur la santé. On sait quels soins Rousseau apporte à exercer le corps de son Émile. Je ne pense pas qu'on ait donné, sur cette partie de l'éducation, des préceptes plus sages, plus conformes à une saine physiologie, que ceux du philosophe de Genève; tous ses conseils à cet égard portent le cachet de son excellent esprit d'observation.

Mais il ne suffit pas toujours d'entretenir l'action musculaire, par l'exercice, pour diminuer la trop grande activité vitale du cerveau, il faut encore éloigner les causes directes qui peuvent l'entretenir et l'augmenter. On ne peut donc trop se hâter de réprimer chez l'enfant les passions qui irritent cet organe; et d'un autre côté, on ne doit pas s'empresser d'exercer ses facultés intellectuelles par des études très-assidues; il faut attendre que le développement de ses autres viscères contre balance la prépondérance cérébrale; et les opérations de l'esprit seront alors pour lui plus sûres, plus faciles, sans offrir autant de danger.

Nous ne parcourerons pas toute l'hygiène pour

indiquer les préceptes qu'on doit suivre afin d'empêcher le développement de la méningo-céphalite. La nature de cette affection étant bien connue, il est facile au médecin de juger ce qu'il faut faire, et ce qu'il faut éviter. Il verra, par exemple, que, devant défendre tout ce qui peut faire affluer le sang sur le cerveau, il doit proscrire ces bonnets, dont on affuble encore la tête des enfans, et qui, par la chaleur qu'ils y entretiennent, sont la principale cause de ces dégoûtantes inflammations chroniques du cuir chevelu; il prescrira au contraire de tenir cette partie du corps constamment découverte, et en l'habituant de bonne heure à supporter l'impression du froid, il détruira l'une des causes les plus fréquentes de phlegmasies de la membrane muqueuse des voies de la respiration.

Mais ce n'est pas seulement dans l'état de santé qu'il faut chercher à soustraire le cerveau aux causes qui peuvent déterminer son inflammation; il faut aussi, dans l'état de maladie, prévenir l'influence morbifique qu'il peut recevoir des organes enflammés : car, comme nous l'avons dit, il prend toujours plus ou moins part à leur souffrance, surtout chez les enfans, et son inflammation n'est, dans le plus grand nombre des cas, que la suite de celle des viscères avec lesquels il sympathise davantage.

Parmi ceux-ci, il faut, comme nous l'avons vu,

principalement compter l'estomac et l'intestin grêle. Dès-lors, on conçoit combien il importe de surveiller l'état de ces viscères ; avec quel soin on doit éviter d'augmenter l'irritation qui constitue la plupart de leurs maladies, et s'abstenir surtout de ces vomitifs, dont on fait encore un si étrange abus. Combien de fois ne les a-t-on pas vus immédiatement suivis de l'apparition des symptômes caractéristiques de la méningo-céphalite, qu'on aurait prévenue infailliblement, en calmant l'irritation gastro-intestinale par la diète, des boissons adoucissantes, et des antiphlogistiques plus puissans, si les cas les eussent exigés ?

La toux, en déterminant des congestions sanguines sur l'encéphale, favorise l'inflammation de cet organe ; on doit donc combattre la bronchite, qui en est le plus souvent cause, par des moyens d'autant plus prompts, d'autant plus énergiques qu'elle est plus intense, et que, d'après les dispositions particulières du sujet, on a plus à craindre pour le cerveau.

Une des causes les plus puissantes d'excitation de ce viscère, c'est la douleur physique. Quel que soit l'organe, le tissu organique qu'elle occupe, elle peut élever l'irritation du cerveau jusqu'à l'inflammation, et son effet sera d'autant plus certain que les enfans seront plus jeunes. Ceci explique la fréquence des symptômes cérébraux

pendant les douleurs inséparables de la dentition. Quand l'irritation cérébrale en est la suite,
le moyen le plus sûr pour la dissiper, est d'é-
tablir une révulsion sur le gros intestin, en
excitant la sécrétion de sa membrane interne,
l'expérience ayant démontré depuis long-temps
que la diarrhée, qui s'établit assez souvent à cette
époque, préserve presque toujours le cerveau de
l'influence sympathique de la douleur dentaire.

Nous avons dit, et l'un des faits que nous avons
rapportés l'a prouvé, que la méningo-céphalite
ne reconnaissait par fois d'autres causes que la
suppression d'anciens écoulemens, qui s'établissent si souvent aux yeux et aux oreilles chez les
enfans on conçoit dès-lors avec quelle circon-
spection ils doivent être traités. Je pense qu'on
doit en général se borner aux soins de propreté,
d'autant plus que ces phlegmasies chroniques se
guérissent presque toujours d'elles-mêmes.

Nous venons d'indiquer quelques-unes des
affections dont on devait plus particulièrement
appréhender les effets sur l'appareil cérébral ;
nous ne parcourerons pas le tableau des maladies,
pour rechercher quelles sont celles qui pourraient
également le mettre en danger : car il suffit de dire
qu'il n'en est guère qui ne puisse provoquer son
inflammation, soit par les douleurs qu'elles peuvent déterminer, soit par l'effet des sympathies
qui unissent les viscères où elles siégent avec le

centre commun des sensations. Dès-lors, on conçoit combien il importe de surveiller cet organe, même dans les affections qui lui sont étrangères, et surtout dans l'enfance, époque où sa prépondérance vitale, le dispose à l'irritation plus qu'à tout autre âge de la vie.

C'est en diminuant dans l'état hygide, par les moyens que nous venons de citer, cette extrême susceptibilité du cerveau ; c'est en prévenant, en empêchant, dans l'état pathologique, les réactions des organes souffrans sur cet important viscère, qu'on rendra son inflammation et celle de ses membranes moins fréquente ; et, nous le disons avec cette intime conviction que donne l'expérience, c'est par le traitement que nous avons indiqué que cette maladie, regardée par plusieurs auteurs comme essentiellement mortelle, considérée par tous comme extrêmement grave, aura une terminaison bien moins souvent funeste.

BIBLIOTHÈQUE ROYALE

TABLE

DES MATIÈRES.

DEUXIÈME PARTIE.

FIN DE LA TABLE.

BIBLIOTHÈQUE IMPÉRIALE

www.ingramcontent.com/pod-product-compliance
Lightning Source LLC
LaVergne TN
LVHW020142030726
842520LV00001B/237